Édith

La mère d'Édith

L'Alzheimer en trait d'union

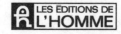
LES ÉDITIONS DE
L'HOMME

DU MÊME AUTEUR

FOURNIER, Édith et Michel MOREAU. *Une naissance apprivoisée*, Montréal, Les Éditions de l'Homme, 1979, 107 p. (épuisé)

FOURNIER, Édith. *La mère d'Édith*, première édition, Montréal, Libre Expression, 1983, 151 p.

FOURNIER, Édith. *Qui a peur d'Alexander Lowen ? Voyage intérieur d'un thérapeute*, Montréal, Les Éditions de l'Homme, 1995, 262 p.

FOURNIER, Édith. *J'ai commencé mon éternité*, Montréal, Les Éditions de l'Homme, 2007, 267 p.

Je m'appelle Édith, elle s'appelait Lorette.
Pendant sept ans, elle fut accablée d'un mal redoutable.
On dirait aujourd'hui « maladie d'Alzheimer ».
Si ce chemin parcouru avec elle fut l'occasion
de notre plus bouleversante rencontre,
il m'a également laissé un héritage qui dure toujours,
vingt-cinq ans plus tard, et qui constitue la trame
d'un nouveau chapitre qui conclut cette édition.

Avant-propos

Vous la voyez se dissoudre, elle ne reconnaît personne, elle marche sans arrêt et développe un langage qui lui appartient. Elle attend, elle regarde, elle somnole : elle égrène ses heures. Vous cherchez le sens de cette fin de vie qui paraît absurde. Vous n'osez pas déclarer l'espoir lancinant qui vous habite chaque fois qu'elle attrape un rhume. Vous guettez la pneumonie bienveillante, l'amie des vieillards. S'il vous arrive d'appeler ses derniers instants, vous souhaiteriez néanmoins la garder ; vous êtes si content de la retrouver, elle vit toujours. Mais la nouvelle serait bonne de la savoir libérée. Que faire de plus ? La prendre à la maison ? Quitter votre travail ? Mettre entre parenthèses votre famille et consacrer les années qui restent de votre existence avec elle à la stimuler, à retarder l'échéance ? Vous êtes condamné à la culpabilité.

C'est ce que j'ai vécu avec ma mère, il y a de cela une trentaine d'années. Voici cette histoire rééditée. Elle prend pour moi un sens nouveau alors que je viens de publier *J'ai commencé mon éternité*[1] qui relate les sept années d'accompagnement de mon compagnon de vie à la maison. J'ai relu *La mère d'Édith*[2], étonnée d'y retrouver autant d'actualité. J'ai décidé de ne pas toucher au texte, sinon pour corriger quelques maladresses de forme. Je n'ai

---

1. Édith Fournier, *J'ai commencé mon éternité*, Montréal, Les Éditions de l'Homme, 2007.
2. Édith Fournier, *La mère d'Édith*, Montréal, première édition, Libre Expression, 1983.

pas voulu mettre à jour ce qui référait à la culture du temps. Si aujourd'hui j'évoque l'hébergement de mon mari, à l'époque j'ai *placé* ma mère. Les services de soutien à domicile n'existaient pas, pas plus que les centres ou les hôpitaux de jour. On cherchera en vain les diagnostics courants à présent. On parlait alors de démence précoce, d'athérosclérose cérébrale, de sénilité. En guise d'unités prothétiques, il y avait, dans les hôpitaux de malades à long terme, l'étage des « confus ».

Dans l'œil de la tourmente avec ma mère, je ne sentais pas le travail de mutation intérieure auquel j'étais convoquée. Submergée par l'impuissance, je n'ai pas vu, dans un premier temps, que l'essentiel de notre parcours était souterrain, dans le cœur même de notre attachement originel. Nous avions besoin de temps, elle et moi, pour que se renouent les fils de notre histoire et que se produise ce dernier rendez-vous plutôt inattendu.

Une femme
pas comme les autres

UNE FEMME DIGNE

«Mes filles, vous pouvez être fières de votre mère, elle n'a pas versé une larme.» Debout au milieu de la cuisine, l'air digne dans sa robe brune, Maman venait de résumer en une phrase le drame de sa vie: la dignité à tout prix, au risque de faire taire son cœur. C'était le jour des funérailles de Papa, ce vendredi d'avril. Sa mort mettait un terme à quarante et un ans de vie commune. Pourtant, cette tête grise un peu trop fièrement relevée trahissait un œil triste, un coin de bouche crispé et tiré vers le bas, comme si toute l'artillerie de contrôle dont disposait ma mère suffisait à peine à réprimer une certaine tendresse. Beaucoup de regrets sans doute et une absence irrécupérable, maintenant que Papa venait d'abandonner la partie!

Telle était ma mère, particulièrement dans les situations d'urgence, particulièrement dans les grandes occasions, particulièrement en société. Elle était de ces pionnières mandatées pour briser la chaîne des générations porteuses de la misère, de l'oppression et du vide culturel. Elle s'était donné comme mission de mettre trois filles au monde et d'en faire des femmes debout, autonomes, fières et dignes comme elle, fidèles à ses aspirations. Et elle mit au monde Monique, Claire et Édith. Ce mandat allait devenir le principal motif de joie et de sens dans sa vie, renonçant à ses espérances d'amour conjugal et de romantisme. Tant de regrets accumulés dans cette mort subite! Au salon funéraire, Maman s'évertuait à recevoir les gens, à les bien recevoir, à se comporter comme il se doit, à se présenter comme une dame qui a appris par elle-même les bons usages. Elle était occupée à exposer ses trophées : ses filles et ses petits-enfants. Elle s'obligeait à faire la part des choses, avec objectivité si possible, de ce qu'il y avait d'absurde et d'inévitable dans cette mort survenue trop tôt. « Si seulement Georges avait voulu m'écouter et vivre raisonnablement ! Il fumait beaucoup trop... Combien de fois je le lui ai dit... Puis la bière, ça n'a jamais été bon pour lui, la bière. Mais, que voulez-vous ? Il ne voulait rien entendre de ce que je lui disais ! » La famille passée en revue, la réussite était impressionnante. Les choses étaient bien faites et la progéniture, impeccable. Mais, à ce palmarès éblouissant, manquait une fille, la plus jeune, « le bébé », comme elle s'oubliait encore à le dire, même si le « bébé » approchait de la trentaine. Cette fille, c'était moi. Curieusement malade depuis quinze jours, je ne pouvais pas participer à ce tableau où défilaient en ordre petits et grands, succès et regrets.

UNE FEMME DE RAISON

Mon piteux état de santé permettait à Maman de relativiser ces moments prétendument dramatiques et de m'affranchir à mes yeux et à ceux des autres : « Toutes ces cérémonies autour de la mort sont ridicules ! Elle est malade, elle doit se reposer. On se passerait bien de tout ce fla-fla. Après tout, ça n'a jamais ramené personne. Ça sert à rien d'en faire un drame ! » C'est sans doute ce même rationalisme qui lui avait permis d'exiger de nous, ses trois filles, plus que ce que sa tendresse n'aurait induit en elle. Forte de son mandat, femme de devoir, il ne serait pas dit qu'elle aurait failli à la tâche. On aurait beau la traiter de folle, d'avant-gardiste, elle suivrait ses intuitions, même si elle devait être seule à y croire. Et, parmi ses convictions, il y avait la fermeté avant toute chose, reléguant aux gens simples et peu ambitieux le sens de l'indulgence.

Certes, Monique, l'aînée de nous trois, la grande fille sage dont le rôle officiel fut de donner l'exemple, Monique n'a pas encore oublié le sac de bonbons expédié sans merci de la fenêtre du deuxième étage. Elle avait arpenté en long et en large les banquettes et les agenouilloirs de l'église Saint-Jean-de-la-Croix, cet après-midi de printemps. Elle avait trois ans et la prière ne l'intéressait guère. Elle avait osé braver le regard sévère de la mère qui, sans équivoque, lui avait signifié de venir se recueillir auprès d'elle. Dans le sanctuaire déserté à cette heure du jour, elle n'aurait jamais imaginé au fond de ses convoitises de petite fille, que la fermeté de sa maman n'épargnerait pas au moins le sac de bonbons. Un sac de bonbons… C'était un écart si rare dans le régime strict d'éducation auquel nous étions depuis toujours soumises !

UNE FEMME AVANT-GARDISTE

Assidue de l'École des parents, maman grugeait les miettes du maigre salaire d'accordeur de piano de mon père. Elle faisait évaluer ses filles par les psychologues. Elle était de celles qui, vingt ans trop tôt, croyaient aux vertus d'une éducation parallèle, aux dangers d'un système scolaire uniforme, à l'importance des «grands maîtres» comme figures d'identification, et à la puissance de l'expression artistique comme agent principal de formation. Ces convictions, peu communes à l'époque en matière de scolarisation, nous valurent, à mes sœurs et à moi, d'être plus d'une fois coincées entre les exigences de l'école et celles de notre mère.

L'épisode du concours de crèches est révélateur de ses options éducatives. Un épisode dramatique dans ma vie d'écolière et plus encore dans celle de ma sœur Claire. Chaque veille de Noël, l'école Sainte-Gertrude organisait un concours de crèches. C'était à quel élève ferait la plus belle scène. Or, c'était bien connu, Claire avait un talent particulier pour tout art plastique. Plus d'une fois, elle avait fait preuve d'une imagination créatrice qui lui avait valu la reconnaissance de ses professeurs. Soucieuse de permettre à ses enfants de s'exprimer en toute liberté, Maman avait appris à ne jamais intervenir dans nos activités de création, sinon pour nous encourager à poursuivre. Elle avait un respect sacré de nos moindres performances artistiques. Aussi laissa-t-elle ma sœur libre de concevoir, de fabriquer et de présenter son œuvre à son goût. Ce qui donna (autant que ma mémoire d'il y a plus de trente ans se souvienne) un ensemble remarquable de petits personnages de «plasticine» colorés et expressifs, naïfs et touchants comme peut l'être l'imaginaire d'une petite fille de dix ans. Le jour de la remise des prix, le choix des religieuses se porta sur une énorme crèche de fabrication sans aucun doute professionnelle. Des murs en bois de grange, un toit de chaume en rotin parsemé ici et là de savon Ivory mal dilué, des figurines de plâtre de pacotille, bref, une banalité. La palme fut curieusement remportée par le fils d'un menuisier particulièrement généreux envers l'église de la paroisse, échevin de surcroît. Pour ma sœurette, non seulement aucune mention, mais encore avait-on relégué son œuvre dans un petit coin obscur, là où, visiblement, la chose n'avait aucune chance d'être remarquée. Or, je crois sincèrement qu'en matière d'expression et de créativité la crèche de ma sœur l'emportait de plusieurs coudées sur les traductions plus ou moins habiles des images commerciales qui ont nourri notre folklore du temps des fêtes. J'avais perçu, chez ma mère, au fur et à mesure de la lecture du palmarès, le creusement non équivoque d'une certaine ride entre les yeux, et un pincement de bouche qui n'avait rien d'engageant. Inutile de dire qu'une fois les récompenses distribuées, elle se réservait, auprès de la directrice de l'école, un petit entretien dont elle maniait l'art admirablement. Je ne saurais rapporter l'ensemble des propos. Ma gêne et mon désir d'être ailleurs et plus petite que jamais l'emportaient sur ma capacité de prendre acte de la scène. Je savais qu'on ne devait pas traiter la colère de ma mère à la légère lorsqu'une de ses filles, de près ou de loin, était en cause, ou pis encore, était lésée dans sa créativité. Tapie dans un coin de la grande salle, tiraillée entre la honte d'entendre maman vociférer sans retenue et une vague fierté d'avoir une mère qui n'en laissait pas passer une, je serrais la bouche pour mieux m'avaler et je roulais des yeux terrifiés. Ma sœur, collée sur moi, devait naviguer entre ces deux polarités, tout aussi terrorisée que moi, mais sans doute vengée d'autant d'obscurantisme de la part de soi-disant éducatrices. Je sais seulement que, ce soir-là, nous avons rapporté nos affaires et nous sommes rentrées à la maison : Maman venait de nous retirer toutes deux de l'école au grand désespoir de Papa, qui préférait ne pas s'en mêler ! C'était plus de temps qu'il n'en fallait à ma mère pour trouver un autre établissement : elle disposait du congé de Noël !

C'est ainsi que notre scolarité à l'école du «village» prit fin et que nous nous retrouvâmes toutes deux externes au pensionnat Marie-Rose. C'était un couvent privé mieux tenu, disait-on, que l'école publique. L'éducation y serait certes de meilleure qualité et le génie de ses filles aurait peut-être une chance d'être apprécié à sa juste valeur. «Ça coûtera ce que ça coûtera, on se privera sur le steak (on s'en privait déjà !), mais il ne sera pas dit que mes filles seront victimes de bonnes sœurs ignorantes comme ça ! » Je suppose que mon père faisait déjà des prouesses vertigineuses pour placer les trois ou quatre pianos qu'il devrait accorder en supplément le soir pour nous garder dans ce pensionnat sélect. Le lendemain de la fête des Rois, j'ai troqué la robe noire à la devanture de planche à laver et au col de celluloïd qui sciait le cou, pour un autre uniforme noir de couventine au petit collet de coton blanc, détachable pour le changer chaque jour ; c'était pratique, et élégamment bordé d'une dentelle fine.

TENDRE PARFOIS...

De ce séjour à Marie-Rose, j'ai peu de souvenirs de ma mère, mais je garde encore frais à la mémoire celui du voyage en tramway, qui, une fois de plus, révèle bien de quelle trempe elle était. De la maison de Montréal-Nord aux rues Rachel et Saint-Denis, il fallait compter une heure quinze de transport puis, si la correspondance coïncidait, une autre demi-heure d'autobus local. Quand, par malheur, nous rations l'Inter-Cité, nous attendions une heure chez Lesage, la «binerie» du roi des patates frites. Nous avions, ma sœur et moi, onze et sept ans. Depuis ma naissance, la pauvre avait la corvée de me traîner partout. C'est elle qui assumait la responsabilité de veiller sur moi pendant ce long trajet du soir, les allers étant légendairement, de l'école de l'Éveil à l'université, pris en charge par mon père. Se posa donc rapidement la question de mes retours, advenant que ma sœur fût malade, ce qui ne manqua pas d'arriver en plein mois de février.

Pas question que la maladie de l'une empêche l'autre d'aller à l'école! J'étais certaine que je pouvais faire le voyage sans chaperon, même s'il faisait noir. J'en rêvais! Plus ou moins rassurée par une plaidoirie au cours de laquelle je me dépassai, ce jour-là ma mère prit le risque de me laisser revenir seule. C'était l'occasion rêvée, mon initiation dans le monde estudiantin autonome. Prudente, au milieu de la rue Saint-Denis, j'attendais mon tramway, le 68, qui me conduisait au bout de la ligne, ou le 72, qui commandait une correspondance à Crémazie. Je déclinais intérieurement le nom de chaque rue, dans l'ordre, réussissant même à ne pas confondre Guizot et Gounod, ce qui me paraissait un exploit. Sur mon banc, je roulais des yeux, question d'afficher l'air d'une voyageuse expérimentée. Il me semblait que le siège de bois verni au dossier canné n'avait jamais été si confortable; un trône que j'étais enfin seule à occuper! Curieusement, ce jour-là, j'avais choisi de m'installer dans le premier wagon, sans doute par mesure de sécurité. J'étais assise non loin du conducteur au cas où. Il aurait été pourtant bien plus drôle de grimper dans le second train, attaché au premier. Une prudence de bon aloi, je suppose, m'avait incitée à ne prendre aucun risque pour cette première fois et à enjamber le premier marchepied venu. Tout s'est passé admirablement jusqu'au terminus, où, après avoir escaladé le banc pour tirer le cordon de la clochette, j'aperçus, à ma plus grande consternation, Maman qui attendait aussi son tour pour descendre, dans le wagon qui suivait. Et je n'avais pas encore traversé l'étape de l'autobus Inter-Cité! Il m'a semblé que ma face, naturellement fière et ronde, venait de prendre la forme d'une poire anormalement allongée, pétrie de colère et de regret. Je ne pardonnais pas à ma mère d'avoir mis en doute mes aptitudes à me débrouiller seule. Et pourtant, chaque fois que je revois son visage aimant et souriant, de l'autre côté de la vitre du tramway, secoué à contretemps de mon wagon, j'entends une vague de fond de tendresse qui enveloppe mon souvenir de petite fille. Elle avait dû partir de Montréal-Nord vers deux heures de l'après-midi pour se trouver au coin du couvent à quatre heures, habilement cachée de coin de rue en coin de rue, d'arbre en arbre, pour me suivre, me regarder de loin voler de mes propres ailes. Et cette fière tendresse qui m'habite aujourd'hui et imprègne mon regard sur mes enfants, n'est-ce pas aussi un peu de la sienne, ce jour-là ? Le souper fut occupé par le récit de mon voyage, de ma prudence et de ma responsabilité exemplaires, sans oublier le détail de ma figure déconfite ; j'avais passé l'épreuve, je pouvais désormais voyager seule. Mais, mes retours de Marie-Rose ne durèrent que quelques mois.

Vint la séance de fin d'année où j'eus à décliner, au signal de la sœur responsable du théâtre : « La révérende Marie-Rose fourrait de ouate certains chocolats pour jouer de bons tours à ses compagnes ». Cette répartie jugée insignifiante par ma mère, l'incita à évaluer que cet établissement ne valait pas mieux que l'école du « village » pour stimuler la créativité de ses filles. En septembre suivant, nous étions inscrites en cours privés le matin pour achever notre scolarité du primaire. L'après-midi, notre mère veillait elle-même à notre formation musicale, artistique et théâtrale, partageant ainsi avec de grands maîtres le tracé de notre éducation. Elle optait, vingt ans avant les autres, pour un mode de mi-temps scolaire, mi-temps artistique, ce qui lui valut la condamnation de la famille et des institutions en place, à l'exception, bien entendu, des pionniers en matière d'éveil par l'art, et des protagonistes de la confiance dans les capacités des enfants à s'autoéduquer. Nous vivions, avant son heure, l'avènement de l'école alternative.

DOMINATRICE ET VICTIME

La détermination, l'énergie et l'investissement qu'elle consacrait à l'éducation de ses enfants ne pouvaient qu'engendrer, une fois l'âge adulte atteint, certaines flammèches parfois foudroyantes. Elle avait toujours eu le contrôle du devenir de sa progéniture et entendait bien le garder en dépit de leurs aspirations à la différenciation.

Je reconnais d'emblée qu'il n'est pas indifférent, pour une femme de cette nature, de perdre d'un seul coup deux de ses filles. Au printemps de ma troisième année d'université, j'annonçais mon mariage pour le mois de juin suivant. À quelques semaines d'écart, ma sœur Claire déclarait le sien pour septembre. Nous étions toutes deux bien conscientes du vide que cela allait produire. La perspective d'un avenir en tête à tête avec Papa n'avait rien de rassurant. Mais quand on a vingt-deux ans, qu'on a l'esprit et le cœur à la vie conjugale imminente, sans compter les études universitaires que l'on se doit de réussir pour partir tranquille en voyage de noces, on a du mal à saisir l'importance d'un tel changement chez une mère qui garde secrète, avec son cran habituel, la profondeur du trou que nos départs creusent dans son ventre. Devant nous elle encaissait, mais elle se sentait intérieurement victime d'une ingratitude qui n'avait d'égal que le dévouement auquel elle s'était contrainte toute sa vie. À nous, elle ne disait rien, mais certaines allusions échappées çà et là par ses confidentes nous laissaient entendre sans équivoque que, vraiment, nous aurions pu avoir plus de cœur et de reconnaissance.

Petite étudiante à l'université, sans un sou comme peuvent l'être les fils et filles d'ouvrier, il était bien évident que ce mariage devrait se faire aux moindres frais. Mes parents n'avaient pas les moyens de « marier » leur fille. Nous inventerions une formule économique qui nous convenait d'ailleurs parfaitement. Nous disposions d'un grand terrain, une réception à trois heures de l'après-midi nous épargnerait les frais d'un repas. Une noce sur l'herbe, comme à la campagne, ce serait épatant pour peu que le beau temps nous favorise. J'avais rêvé d'une tenue blanche, simple, mais je n'avais pas les moyens de m'offrir la plus petite toilette. Quelque chose en moi me poussait à insister auprès de Maman pour qu'elle m'habille, ce jour-là. Ce serait la dernière fois ! Elle résistait, se disant incapable de faire une robe de mariée. « Ça m'énerve trop, ma fille, je pourrais la manquer. Tu n'y penses pas, une robe de mariée... Je ne serai pas capable ! » « Oui, mais je suis prête à prendre le risque. J'y tiens, à ce que ce soit toi qui fasses ma robe!» C'était une rengaine connue. À chaque projet de couture, elle paniquait, puis produisait finalement les plus jolis ouvrages qui soient. C'était un dernier vestige de mon lien avec elle que cette robe de mariée! J'y tenais. Je pourrais dire que, jusqu'au bout, Maman m'avait habillée. D'un jour à l'autre, de toute évidence, cette confection la mettait dans un état d'angoisse à peine supportable. De sorte que le jour où elle confia la finition du voile et de la robe à une amie couturière expérimentée, j'en fus presque soulagée. J'avais misé trop grand, trop fort, trop profond. Et cela me rendait triste et coupable.

Deux semaines avant notre mariage, nous avions pris rendez-vous, mon futur mari et moi, avec le curé de la paroisse pour fixer les dernières dispositions de la cérémonie: choix des textes, musique et liturgie. Je décelais un malaise évident chez le prêtre, qui dit finalement: «Écoutez, votre démarche me surprend un peu… Votre mère est venue hier prendre toutes les dispositions pour la cérémonie du mariage. Nous avons convenu que…» Je n'en revenais pas! Hors de moi, j'avais les larmes aux yeux. Elle ne m'avait rien dit, m'avait devancée pour être certaine que les choses allaient se passer tel qu'elle l'avait décidé. Nous étions à la fois vexés, décontenancés, déçus et enragés. «Oubliez tout ce que ma mère a décidé, c'est à nous de choisir ce que nous voulons.» De toute évidence, le curé était fort mal à l'aise, mais il devinait ce que contenait cet imbroglio familial. De retour à la maison, j'inondai Maman de reproches: «Non, mais de quoi te mêles-tu? C'est MON mariage. Tu décides tout, tu ne me mets au courant de rien! Laisse-moi au moins me marier à mon goût, bon sang!» À vue d'œil, elle se transformait en victime, se courbait et gémissait: «Est-il possible de penser qu'un jour mes enfants, à qui j'ai tout donné, pourraient me traiter de la sorte! Je voulais seulement te rendre service, ma petite fille!» J'étais déchirée, je tremblais de rage et d'impuissance devant cette femme hors de combat que j'attaquais en raison de son extrême dévouement, de sa totale grandeur d'âme; j'avais l'impression de gâcher mes derniers jours de fille de la maison. Tordue de malaise, je m'enfermai dans ma chambre pour pleurer tout mon soûl. J'en ressortis deux heures plus tard, ébranlée, résolue à tenter l'impossible pour calmer le jeu.

Maman était introuvable, partie on ne savait où. Dix heures, onze heures, minuit… Elle n'était toujours pas là. À fouiller dans sa chambre à la recherche de quelque indice, on s'est aperçu qu'elle avait pris sa valise. Toute la journée du lendemain a été occupée à téléphoner ici et là, sans alerter les gens, sans déclarer l'affaire. Deux jours plus tard, on la retrouvait enfin dans les Laurentides, où elle s'était réfugiée dans un gîte. C'était dire son désarroi. Je comprenais qu'elle ait eu besoin de repos. De mon côté, veiller aux derniers préparatifs sans elle me détendait un peu. Elle nous fit savoir qu'elle n'assisterait pas à la noce puisque personne ne voulait plus d'elle. Une semaine passa, puis… lundi, mardi, mercredi… Elle ne se manifesta d'aucune façon. Je commençai à me faire à l'idée de me marier sans ma mère. C'est bien triste, un mariage sans la mère ! Monique, ma fidèle grande sœur, était là. Elle compensait, elle compatissait, elle me donnait le soutien et l'affection qui me permettaient tout de même de me préparer dans une relative sérénité. Je sentais qu'elle faisait tout ce qu'elle pouvait pour sauver le grand jour. Papa était lui aussi présent, mais chagriné, doublement triste : il allait perdre sa fille et il ne trouvait plus sa femme. Il ne comprenait plus… Il était très seul !

Jeudi soir, Maman rentra à la maison. Comme ça, sans dire un mot. Je ne savais plus si j'étais heureuse, si je lui en voulais, mais j'étais soulagée. Je croyais que je venais d'échapper à la tristesse de vivre un mariage sans mère. Mais elle était muette, absente ; elle était seulement là, lourde, chargée de reproches. Chacun faisait ce qu'il pouvait pour éviter l'éclat.

Samedi, deux heures, dans ma robe blanche, je m'avançai vers l'autel pour sceller mon départ de la famille. Tout se passa sans encombre, gaiement, malgré la tension flottante et un orage diluvien qui avait tout fait pour inonder le jardin. Finalement, un peu de soleil, les photos, la table des cadeaux, le petit goûter et la chaleur des amis et des parents… Et puis la fierté de mon père, le vertige de quitter la maison paternelle avec un compagnon qui courait le risque avec moi. Au moment du départ pour mon premier voyage en dehors de la famille, j'avais le cœur gros en quittant Papa. «Tu en prendras bien soin, dit-il à mon mari. C'est mon bébé, oublie-le pas !» Ses yeux gris baignaient dans l'eau, il ne s'en cachait pas. J'ai dû embrasser Maman, bien sûr. Je ne m'en souviens pas. J'ai enlacé mes sœurs, cela aurait dû être gai. Le tour de Monique venu, contre toute attente, mon cœur s'est mis à enfler. Je n'avais pas prévu que c'est en la laissant, elle, que l'arrachement de la fille à la mère se produirait. En voyage de noces, lorsque je penserais à «chez nous», c'est Papa et surtout Monique qui me manqueraient.

Cet épisode dans ma vie de jeune fille est, je crois, tout à fait révélateur de l'ambiguïté de ma relation avec ma mère. J'avais encore grandement besoin d'elle tout en la redoutant de tous les pores de ma peau. Le tissage de nos liens ressemblait au tricot d'une débutante : tantôt trop lâche, tantôt trop serré. De sorte que, tout compte fait, je me sentais étriquée dans ce corsage troué, à moitié nue et vulnérable, à moitié emmaillotée et blindée. Il y avait là un savant mélange de manque, d'attachement, de menace et de révolte. Le tout gardé secret, au nom d'un silence qui se voulait avant toute chose gardien d'une harmonie nécessaire. Les quelques explosions dont j'ai souvenance se produisaient dans les grandes occasions : communion, collation des grades, funérailles. À la veille de quitter ma mère, je lui reprochais de me voler mon mariage, alors même que j'avais rêvé qu'elle m'habille en mariée !

JAMAIS RÉSIGNÉE…

Une fois ses filles éduquées, instruites, mariées, elle déplaça son ardeur sur sa croissance personnelle. À soixante ans, elle s'inscrivit à des cours de yoga, de méditation transcendantale, d'alimentation naturelle, et tourna le dos à ses pratiques religieuses d'antan. Papa n'y comprenait rien, mais ne s'étonnait plus : «Tu connais ta mère !» (Soupir) Évidemment, elle ne supportait plus du tout l'odeur du cigare ni le ton des parties de hockey, de sorte que, malgré le purificateur d'air et les écouteurs, que mon père oubliait d'ailleurs régulièrement d'utiliser, la vie commune n'était plus très drôle à la maison paternelle. Maman se plongea dans la lecture du *Cri primal* de Janov et se mit à fréquenter des personnes qui allaient vivre avec mère Teresa en Inde. Sa chambre sentait l'encens, elle marchait deux heures par jour, faisait grand état de sa souplesse «pour son âge» et boudait publiquement l'«Âge d'or» et ses jeux de cartes. Le bingo, n'en parlons pas! On ne peut pas dire qu'elle fût une petite vieille rangée. Elle se débattait encore, poursuivait avec acharnement des objectifs d'épanouissement de sa personnalité et donnait l'impression de courir sans répit après un bonheur inaccessible.

Ma mère était donc, il faut le reconnaître, un personnage dont la détermination n'avait d'égal que la motivation à sortir d'une enfance où le mépris, la honte et la retenue avaient tissé la toile de fond. Là-dessus s'était greffé un idéal d'harmonie conjugale et d'affection auquel, me semble-t-il, elle résolut de renoncer assez tôt. Il ne lui restait plus que la volonté et la capacité de taire ses aspirations secrètes comme valeurs sûres pour accomplir sa mission auprès de ses filles. Cette retenue qui enveloppait le sens que ma mère donnait à sa vie, ce règne du vouloir et de la raison sur l'expression des émotions, une femme n'en vit pas toute une vie sans en laisser quelque héritage à sa progéniture. Et cela m'est apparu clairement au moment où elle est morte, au moment où elle m'a libérée de ce lourd héritage, de cet héritage qui m'avait fait fermer les yeux et cesser de respirer à la mort de mon père.

La mort de mon père

TOUT A COMMENCÉ CE JOUR-LÀ...

Depuis quinze jours, j'étais très malade. Possible écho dans le corps d'une récente séparation conjugale. J'étais atteinte d'une maladie qu'on n'expliquait pas autrement que par une infection généralisée du système digestif, et qui m'emmenait régulièrement à la clinique. Il y avait, cet avril-là, grève du personnel infirmier : on ne gardait que les cas très graves. De salle d'urgence en salle d'urgence, de radio en radio, la fièvre persistait, la faiblesse s'accentuait ; quelque chose d'inexpliqué faisait son œuvre. Incapable de demeurer seule chez moi avec mon fils de deux ans, je résolus de retourner à la maison paternelle, assurée de trouver là, sinon la paix, du moins le secours d'une attention chaude et soutenue. Ce fut un pèlerinage en enfance, trois semaines de bruits d'antan, de voix familières, d'odeurs oubliées, de bibelots chargés, chacun, des faits et gestes de notre jeunesse. Puis le grondement du moteur, Papa qui rentrait, toussant au rythme du grincement de la porte, secouant ses pieds à la même cadence que jadis, un soupçon de vigueur en moins, peut-être. Me voyant ainsi malade, il s'inquiétait de moi. « Mais qu'est-ce qu'elle a donc ? » C'est ma sœur qui m'a dit à quel point il était préoccupé. De lui-même, il n'aurait jamais avoué qu'il souffrait de voir sa plus jeune menacée, qu'il frissonnait à l'idée même non fondée de la perdre. Dès son retour à la maison, après sa journée de travail, il venait prendre de mes nouvelles. Je regrettais le temps où, toute petite, il m'apportait des outils en chocolat quand j'étais malade. Pas plus que lui, je n'aurais osé lui dire que je me souvenais, avec une infinie mélancolie, des petits marteaux et des fusils sucrés! À vingt-neuf ans, dans cette maison qui m'avait vue grandir, j'entendais encore les échos de mes battements de cœur de petite fille! Ce pouvait être puéril et ridicule. C'était seulement la réalité.

Il ne me disait pas non plus qu'il n'acceptait pas ma séparation de mon mari, six mois plus tôt. Mon père était un homme de principes et, s'il me désavoua, ce ne fut qu'à travers cette phrase, destinée à Michel, mon nouveau compagnon: «Mon garçon, écoute bien. J'ai été malheureux toute ma vie, mais j'ai la satisfaction d'avoir vécu dans le droit chemin.» Voilà qui nous invitait à un bel avenir amoureux!

UN TABLEAU INSUPPORTABLE

Ce soir d'avril, Michel, avec lequel je ne vivais pas encore, vint passer la soirée avec moi. Il y avait, dans ces fréquentations à la maison paternelle, un petit quelque chose de nostalgique et d'excitant à la fois. Habituée maintenant à déterminer moi-même le cours de mes soirées, je n'avais pas cru opportun, ou peut-être n'en avais-je pas eu l'occasion, d'informer Papa de cette visite clandestine. Maman, elle, acceptait avec une ouverture peu commune mes dérives conjugales. Ce n'est pourtant pas faute d'avoir aimé son premier gendre. Mais elle voulait telle-ment me voir heureuse avec un homme, me voir réaliser ce qu'elle n'avait pas pu accomplir pour elle-même en ce domaine, qu'elle comprenait, au-delà des explications, les changements de cap nécessaires quand on sent que le bonheur est en déroute.

J'avais donc élu domicile dans le «sofa-lit» du salon, souve-raine de la maison. Nous étions assis, côte à côte, Michel et moi, sur ce canapé déplié, à suivre les péripéties d'un match de hockey, stérile occupation du temps qui traduisait bien notre désœuvre-ment et notre seul besoin d'«être ensemble». Mais c'était une fin palpitante de Coupe Stanley. Nous emboîtions le pas d'un Québec en mal de héros. Victoire des Canadiens, victoire spec-taculaire. Papa ne pouvait résister au plaisir de la partager avec moi. Dans un même élan, il ouvrit la porte du salon que nous occupions et trouva sa fille, sa plus jeune, sous son toit, dans un lit, avec un mâle qui n'était pas son mari! Dieu sait pourtant que ni la Coupe Stanley ni l'anémie galopante qui m'affaiblissait alors ne nous disposaient à profiter du caractère coupable de nos fréquentations. Mais il est vrai que, pour l'homme intègre qu'était mon père, ce tableau redouté ne pouvait qu'attiser ses plus secrètes stupeurs. Blême et défiguré par la surprise, il a aussi vite refermé la porte en s'excusant. Il fallut plus d'un appel et une insistance particulière pour le ramener au salon et commenter, de force, je dois le dire, le dernier but compté par Jean Béliveau. J'avais le pénible sentiment d'être cruelle en le forçant ainsi à faire face à une situation que, de toute évidence, il devrait bien un jour apprendre à reconnaître. Peut-être Michel ressentait-il le même malaise, il mit fin à notre conversation en prenant congé: il préparait un film et devait se lever tôt, le lendemain matin.

Contrariée par cet incident, nerveuse, mais convaincue que je devais marquer le coup, je n'arrivais pas à dormir. Malgré les secours des antinauséeux, des antispasmodiques et des anti tout-acabit, les spasmes abdominaux s'accentuèrent et atteignirent une violence telle que, cette fois, j'eus peur de ne pas m'en relever. Il était minuit. Courbée en deux, secouée de la tête aux pieds par une envie de vomir ma vie s'il le fallait, j'avais réussi à appeler ma mère et à me rendre dans la cuisine. De toute évidence, je ne pouvais pas m'en tirer seule: il était urgent d'aller à l'hôpital. J'étais emportée par une force qui se disputait ma survie et que je n'expliquais pas.

D'UNE PIERRE DEUX COUPS

J'avais pourtant vu au passage le téléviseur allumé dans la chambre de Papa, son pied nu sur le lit encore fait, le crépitement non équivoque du retrait des ondes. Bizarre qu'il se soit endormi ainsi... C'était bien la première fois! Mais j'étais beaucoup trop malade pour faire trois pas de plus pour me rendre compte. C'est Maman qui a constaté qu'il se passait quelque chose de grave en allant lui demander de m'emmener à l'hôpital. «Georges! Dépêche-toi, elle a pas l'air…» Elle n'a même pas fini sa phrase, visiblement, il ne répondrait pas.

Elle ne me disait rien, mais je l'entendais au téléphone: elle appelait la police. «Dépêchez-vous, j'ai deux malades ici.» Je reconnaissais là ma mère, qui exagérait toujours lorsqu'elle voulait obtenir quelque chose. Une situation précaire dans nos hôpitaux avait justifié un recours à la grève à la grandeur du Québec. Les secours policiers ne répondaient qu'aux extrêmes urgences. Fidèle à ses stratégies, Maman ne se démentait pas: elle multipliait par deux pour les convaincre de se déplacer. L'appel au secours lancé, elle revint vers moi, calme, apparemment, m'épongeant le front; elle me dit des choses réconfortantes, elle prit soin de moi. Elle tremblait bien un peu, mais ne perdait pas son sang-froid. Ainsi était ma mère, efficace et tendre.

Puis arriva l'ambulance.

Seule dans la cuisine, je durais, réprimant à qui mieux mieux le moindre mouvement qui aurait pu accentuer ces spasmes insupportables. J'entendais du bruit par-devant, bruits de métal, de meubles déplacés… Je ne comprenais pas… Je redoutais. Pourquoi me faisait-on attendre si longtemps? Un costaud arriva enfin, me prit d'autorité dans ses bras et m'emmena, grelottante, dans l'ambulance. Là, assise à la place de l'infirmier de service, je compris que ma mère n'avait pas menti: l'ambulance allait faire d'une pierre deux coups!

UN ÉTRANGE VOYAGE

Il semblait y avoir une urgence capitale à remplir un questionnaire auquel je n'ai pas eu la force de m'opposer: nom du père, de la mère, du grand-père, de la grand-mère, adresse, numéro de téléphone, date de naissance, etc. Nous allions, Papa et moi, faire un dernier voyage ensemble, un étrange voyage où, au rythme d'une sirène déchaînée et des lampadaires qui ponctuaient le parcours, défilait le flot de mes images de petite-fille, de mes promenades en brouette, de ma place privilégiée sur le siège avant, dans l'auto, entre mes deux parents, de l'abondance des feuilles d'automne qu'il amoncelait pour m'y lancer, abandonnée et exultante. Mais cela faisait trop mal! «Né en 1901 ou en 1900… Non, en 1901. Non, je ne me souviens plus du nom de sa mère. Son père, oui: Émile. » Et pourquoi être mort ce soir?, POURQUOI? Il n'était peut-être pas décédé, après tout, je n'en savais rien. Ils allaient le réanimer. Ça arrive souvent. Je me décidai enfin à poser la main sur lui. Si timidement, si doucement. S'il fallait qu'il m'entende m'approcher de lui! Le toucher, c'était déjà une audace. Et puis, tant pis pour les deux costauds qui me questionnaient! Je pleurais en répétant cent fois son nom: Papa!

Assise à côté de lui, la main posée sur son bras, je voyais sa tête enveloppée qui balançait à droite et à gauche, mollement. À chaque virage, les sangles de la civière me semblaient vouloir céder sous le poids de ce corps sans tonus. J'avais très mal et je ne savais plus où j'avais mal. Au cœur? Au foie, aux poumons, au pancréas, à l'estomac? J'avais mal à l'enfance qui s'enfuyait, et je pleurais, sans savoir sur quoi. Je pleurais. Je pleurais sur ce que je pressentais de cette réalité qui se balançait à côté de moi. J'étais égarée et j'étouffais! Dernier virage, coup de frein et déclin de la sirène. Fini notre voyage! Pleins feux sur l'urgence, arguments avec les grévistes, on courait: «On commence par le bonhomme ou par la fille?» On opta pour le bonhomme… et, avant même que j'aie pu retirer ma main, on me l'avait arraché et on l'avait expédié. Et j'attendis, en robe de nuit de coton, dans cette nuit glaciale où le vent et la pluie avaient décidé de nous accompagner. Celui qui s'était chargé du «bonhomme» revint s'emparer de la fille et la déposer sur une civière. Une pente, une couverture jetée au vol, quelqu'un poussa le convoi d'un couloir à l'autre et je vis, au ras du sol, une civière d'ambulance occupée, recouverte d'un drap. Celui qui me poussait accéléra et me plaça le long du mur de telle sorte que je ne pouvais voir qui gît là. Et moi qui n'ai pas demandé à m'arrêter! Je ne savais pas si je voulais m'arrêter, demander… Je m'abstins, une fois de plus! Une infirmière m'emmena dans la chambre d'en face où un lit m'attendait. Tension artérielle, pouls, température, signes vitaux: «Le médecin va venir.» «Oui, mais mon père, qu'est-ce qu'il a?» «Inquiétez-vous pas, ma petite dame, pensez à vous maintenant.»

Et je sentais, depuis qu'on avait accéléré devant cette civière occupée, que j'avais presque cessé de respirer. Je m'étais gelée, j'avais avalé ma vie d'enfant. Je m'obligeais à retenir mon souffle, c'était une douce morphine, une petite mort! «On demande un cardiologue pour constater un décès!» cracha une voix nasillarde dans le haut-parleur du couloir. J'avais désormais la certitude que mon père était mort: nous étions les derniers arrivés. «Mais mon père?» «Occupez-vous de vous, ma petite madame. Votre père, il est bien maintenant, il est à la morgue!»

Et c'est ainsi que j'ai appris, sans équivoque, que mon père venait de mourir, cinq ou dix minutes, une minute peut-être, après notre conversation dans le salon! Je pleurais en sourdine, pas trop fort pour ne pas respirer à fond. Retenir mon souffle, c'est tout ce qui comptait. M'installer dans le gel, le temps qu'il fallait, le temps qu'il faudrait!

Michel est arrivé, affolé. Il avait failli étrangler deux grévistes qui l'avaient empêché de passer. Il avait conduit comme un fou, sous l'impulsion de son cœur terrorisé: au téléphone, Maman avait dû bafouiller je ne sais quoi... Il avait compris que je venais de mourir! Puis elle arriva, apparemment calme, réprimant avec peine un tremblement des lèvres et des mains, mais toujours à la hauteur de la situation. Et ma sœur Monique, celle qui ressemble à Papa, en pleurs... Elle faillit me faire perdre le contrôle de mon souffle. Je m'agrippai à Michel, il était là, ils étaient là. Le tout, c'était de tenir le coup. M'effondrer, cela aurait pu déchirer mon ventre douloureux, mon cœur chargé, mon abdomen tourmenté, depuis quinze jours qu'ils souffraient et se plaignaient! Comme il convenait en la circonstance, j'avais avalé démerol, gravol, etc., puis des antibiotiques, à fortes doses. J'avais la main de Michel, la présence de ma sœur, celle de ma mère et le recours de mon souffle retenu. Je ne dormirais pas cette nuit-là, un danger me guettait: celui de sentir.

Mon père fut enterré trois jours plus tard. Parents et amis le pleuraient, j'étais revenue à la maison paternelle, dans mon sofa-lit, malade, incapable de participer au rite funéraire, consolée d'être épargnée. Ma placidité m'étonna : « Dieu, que j'ai de la maturité et du sang-froid ! » Tout était bien ainsi. Le pas était franchi. Tout compte fait, la mort, c'était si simple ! Pas redoutable du tout. Même pas de douleur, ni regret ni remords : c'était le vide, le rien. C'était l'ordre des choses.

As-tu pleuré, toi, ma mère, quand Papa est mort ? Je ne t'ai pas entendue. Plus d'une fois, au cours de nos soirées, alors que nous étions seules désormais toi et moi, j'ai tendu l'oreille pour t'épier, te prendre en flagrant délit de deuil. Je n'ai rien vu, rien surpris de ton chagrin. J'aurais voulu t'entendre sangloter, même en silence. Tu m'aurais affranchie et j'aurais pu, moi aussi, laisser couler mes pleurs. Quand tu nous as déclaré glorieusement : « Mes filles, vous pouvez être fières de votre mère, elle n'a pas versé une larme ! », j'ai senti dans mon dos un frôlement froid et moite, un vent de colère étouffée, de rage, de peine et de doute. Un immense regret. Mais ce n'était qu'un frémissement. Sans doute l'effet de la fièvre. Et je crois que cet état second, confus et porteur d'un avenir sombre, tu en étais pétrie, toi aussi, malgré ta contenance. Ne savais-tu pas, au-delà de tes intuitions les plus sourdes, que ta raison ne survivrait pas à la perte de ton mari ? Cet homme, tu y étais attachée, en dépit de l'apparent soulagement que sa mort t'apportait. Pourquoi aurais-tu enfilé sa montre, ce jour-là, pour ne plus la quitter ? Elle était trop grande, trop grosse pour toi, cette montre. C'était une incongruité dans ton personnage. Et pourtant, tu y tenais. Comme si le temps, maintenant, allait s'enfoncer dans ton cerveau, l'enrayer par coups, forcer les limites de ce que tu appelais ton raisonnement. Et si ta vraie sagesse avait été ailleurs que dans ta matière grise, au fond de ton cœur blessé, trop blessé pour se permettre de laisser couler sa douleur ?

Si je ne peux regarder ta mort qu'en la voyant commencer le jour de celle de Papa, c'est que, comme bien d'autres qui ont perdu leur vieux compagnon devenu encombrant avec le temps, je crois que tu as choisi d'abandonner la vie, ce jour-là. Et moi, l'inconsciente, j'étais fière de ma retenue. Une fois de plus, tu pouvais reconnaître en moi ta réplique fidèle. «Elle prend bien ça. Pas de crise, pas d'histoire, juste un peu de peine, ce qui est normal quand on perd son père.» Seule, le nez dans mon oreiller, je t'écoutais vanter mon courage au téléphone; je me conditionnais à vouloir avaler la chose comme une grande fille raisonnable, je prenais la mesure de ce que je croyais être ma maturité! Une fois cette épreuve réussie, je m'imaginais être à l'abri de toute mort, de toute séparation. J'étais maintenant prête à encaisser n'importe quoi. Il me semblait avoir vaincu l'impossible: absorber sans heurt les moments les plus redoutables.

Je ne savais pas, moi non plus, que ce jour-là allait commencer à se vivre le plus grand des paradoxes: toi qui m'avais voulue si forte, tu allais toi-même me faire céder, venir à bout du contrôle que tu m'avais légué en héritage. C'est en effet ce jour-là que tout a commencé...

Le deuil de mon père

FINIE, LA MAISON PATERNELLE !

La maison paternelle, devenue trop grande pour une personne seule, fut vendue un an après la mort de Papa. Heureuse de déménager, Maman s'est distraite de son deuil en inventant mille fois son nouvel appartement, en l'organisant, en le planifiant, en le décorant petit à petit pendant des mois. Des semaines durant, elle déménagea, morceau par morceau, dans sa voiturette de magasinage, vaisselle, vêtements, lampes, livres, etc. Elle avait apporté dans cet appartement vide une table à cartes, une chaise et une bouilloire, et elle s'amusait, tout en rangeant ses armoires, à prendre le thé, comme une grande dame, seule dans son salon nu. Tant et si bien que, le jour du déménagement venu, elle n'avait besoin d'aucune aide. Ne restaient plus que les meubles lourds. Elle ne nous a pas prévenues, capable de s'organiser, comme elle l'avait d'ailleurs toujours fait. Je n'ai plus le souvenir de mon ultime visite à la maison de la rue Lanthier. J'y suis allée une dernière fois, sans savoir que je n'y reviendrais plus. Pour nous épargner l'émotion, Maman nous a surprises. « Ça y est ! Je suis déménagée. » « Quoi ? Sans nous le dire ? » « Vous ne pourrez pas dire, mes filles, que votre mère vous demande beaucoup. » « Mais la maison, le terrain, ma chambre, le solarium ? » « C'est fini. » Après tout, c'est peut-être mieux comme ça. À quoi bon s'apitoyer ?

PREMIÈRES ALARMES

Elle vivait seule désormais, seule le matin, seule l'après-midi, seule le soir. Pour combler le silence, elle acheta un deuxième téléviseur pour sa cuisine, puis un troisième, énorme, pour le salon. Elle qui avait toujours méprisé la télévision et ses émissions insignifiantes, elle ne pouvait plus s'en passer. «C'est une vraie compagne.» Je participais justement à une émission télévisée. «N'oublie pas, c'est à deux heures, jeudi à Radio-Canada.» Tout excitée, elle n'était pas certaine d'avoir bien entendu. «M'as-tu dit Radio-Canada?» «Oui, oui, au canal 2.» Second téléphone: «C'est à quelle heure, déjà?» «Jeudi, deux heures.» Puis, le lendemain: «J'ai regardé la télé, et je ne t'ai pas vue.» «Mais non, Maman, c'est demain.» Le lendemain, pas de téléphone, pas de réaction. C'était étonnant, elle qui ne vivait que pour voir sa fille sur l'écran. Elle pleurait, elle avait manqué l'émission. Paraît-il que je ne lui avais pas dit le jour! Je regrettais qu'elle ne m'ait pas vue. Comme une petite fille au bord de la piscine, j'avais envie qu'elle me regarde plonger, qu'elle soit témoin de mes exploits. J'avais encore besoin, à trente ans, de l'épater. J'avais aussi le regret de ces dix minutes de joie dans sa journée, ratées, évanouies, ces dix minutes qui auraient nourri ses affectueux commérages auprès de chacune de ses voisines. Quel dommage! Et je pressentais que ma peine était chargée d'épouvante.

QUELQUES BIZARRERIES...

Ces petits incidents, banals en soi, se multipliaient. Aujourd'hui, c'était son appareil radio qui avait de moins bons postes que le mien, et demain l'humidificateur neuf qu'elle faisait tourner à vide, n'arrivant pas à comprendre qu'elle devait y mettre de l'eau. Et puis les clés perdues, le compte en banque dans lequel la caissière se servait, disait-elle, les chèques de retraite qui étaient déposés, mais qu'elle attendait toujours.

Un jour, je l'appelai, à midi, pour l'inviter à dîner. Une cousine, sa fille et son gendre se joignaient à nous, ce soir-là. Le repas idéal pour lui faire plaisir. Elle avait l'après-midi devant elle pour se préparer et venir à la maison. À midi trente, elle téléphona pour dire qu'elle partait tout de suite. J'étais au travail, confiante que la gardienne de mon bébé saurait l'accueillir et l'occuper. Je ne sais quel soupçon m'habitait; à quatre heures, je vérifiai de mon bureau, elle n'était pas encore là! J'étais inquiète, j'appelai chez elle… Elle n'y était pas. Qu'était-il donc arrivé? De quart d'heure en quart d'heure, je vérifiais. À cinq heures quinze, elle répondit enfin. Elle était venue chez moi, mais personne n'y était, apparemment. Alors, elle s'en était retournée. Ce n'était pas possible, elle était attendue. Il s'était passé quelque chose! Finalement, j'ai découvert qu'elle s'était rendue à mon ancienne adresse que j'avais quittée deux ans auparavant! J'avais la gorge serrée, c'était l'évidence: son cerveau commençait à chanceler! «Tu vas prendre un taxi! Prends un papier, écris mon adresse et donne-la au chauffeur. Dans une demi-heure, tu seras ici.» Deux minutes plus tard: «Tu ne m'as même pas donné ton adresse…» Elle pleurait… «Je pense que je vais rester ici.» En dernier recours, j'appelai moi-même un taxi, j'expliquai. À six heures quinze, elle arriva. Nerveuse, tendue, l'œil égaré, elle n'avait plus la même physionomie. Que se passait-il donc? Je savais que c'était la dernière fois que je l'invitais à venir à la maison, à moins que je ne puisse moi-même aller la chercher.

Le lendemain, ma sœur Monique vint aux nouvelles et lui rendit visite. Elle ne dit rien de l'incident de la veille, mais lui demanda seulement si elle m'avait vue récemment. «Édith? Oh, ça doit bien faire un mois que je n'en ai plus entendu parler! Tu sais, je suis toujours toute seule. Je n'ai jamais de nouvelles, même pas un coup de téléphone de temps en temps.» Ma sœur était aussi inquiète que moi. Cette façon d'oublier nos visites, nos cadeaux, les fêtes que nous lui faisions, ce serait notre réalité quotidienne pour les années à venir, en dépit de nos nombreux efforts pour lui rappeler, sinon la convaincre, que Monique, Claire ou Édith était venue la voir la veille.

LA SÉNILITÉ? ELLE EST TROP JEUNE!

À quelques jours de là, un ami neurologue vint à la maison. Je lui décrivis l'incident et plusieurs autres. La mémoire à long terme n'était pas touchée, c'était la mémoire à court terme qui faisait défaut. Il était formel : selon mes descriptions, il s'agissait d'athérosclérose cérébrale, ce qu'on appelait couramment «sénilité». Les cellules nerveuses n'étaient plus suffisamment irriguées pour permettre au cerveau d'enregistrer les messages adéquatement. Bref, les données ne se fixaient plus. À plus ou moins brève échéance, on assisterait à des désordres d'orientation dans le temps et dans l'espace, ce qui était d'ailleurs déjà commencé, à des pertes de mémoire encore plus prononcées, à des comportements bizarres, éventuellement à une réduction de la parole, et certainement à une baisse notable de l'autonomie. On ne pouvait rien prévoir de l'évolution de cette maladie : ce pouvait être rapide ou très lent, ou par secousses suivies de périodes stationnaires. Il semblait toutefois certain que, compte tenu de ce que je racontais, son espérance de vie autonome était déjà très réduite et qu'il fallait envisager un logement protégé. J'écoutais, j'enregistrais, je réagissais : «Oui, mais elle n'a que soixante-dix ans…» Et je rageais intérieurement : «Les médecins, ils sont tous pareils : au moindre symptôme, ils mettraient tout le monde en institution pour les gaver de médicaments!» Malgré l'insistance de Michel à me faire voir la réalité en face, j'avais une certitude : ce sort-là n'était pas pour ma mère, du moins, pas tout de suite. Je surpris Michel qui signifiait, dans mon dos, à notre ami de me convaincre, de ne pas m'épargner. Ils pouvaient bien s'y mettre, je ne voulais rien entendre, elle était trop jeune. Nous y verrions, «dans le temps comme dans le temps»…

Je sentais une mauvaise humeur teintée de désespoir s'infiltrer en moi, une mauvaise humeur assez évidente pour surseoir à ma réputation de bonne hôtesse : s'ils voulaient un verre, ils n'avaient qu'à se servir !

Tu verras, tu seras mieux
dans une autre maison !

DES COMPORTEMENTS BIZARRES DE PLUS EN PLUS FRÉQUENTS

«Madame, saviez-vous que votre mère vient chaque jour retirer de cinquante à cent dollars?» C'est le directeur de sa banque qui, inquiet de ces retraits répétés, juga bon de nous informer de la chose. De recherche en recherche, on a fini par trouver une boîte plate dans le fond d'un tiroir: huit cents dollars en petites coupures étaient enveloppés dans un papier! «Où est la toilette, donc?» «Maman, ça fait dix fois que je te le dis: c'est la porte à côté de ma chambre.» «Mon Dieu, ma fille, qu'est-ce qui te prend? Qu'est-ce que c'est que de répéter?» Ça y est! Ça m'avait échappé. Je m'étais impatientée. Depuis deux jours qu'elle était à la maison, elle n'arrivait pas encore à trouver la toilette!

De retour chez elle, une enveloppe recommandée traînait sur son bureau. C'était plutôt rare, compte tenu du peu d'affaires qu'elle traitait. Elle n'avait pas payé ses comptes depuis des mois! Elle m'affirma l'avoir fait. Je vérifiai et je dus me rendre à l'évidence: elle ne pouvait plus gérer son budget. Dorénavant, nous lui donnerions une allocation pour ses menues dépenses, nous nous chargerions du reste, ce qui supposait, évidemment, une procuration notariée. Elle signa, confiante: elle croyait avoir fait son testament! Le jour d'avant, elle était allée en pleurant échanger un appareil radio qu'elle venait tout juste d'acheter. Défectueux, selon elle! Ma sœur vérifia auprès du marchand: il fonctionnait très bien, mais son maniement était trop complexe pour elle. Il était préférable d'abandonner l'idée de l'appareil radio! «Je suis consciente que j'en perds, mes pauvres enfants! J'essaye pourtant de faire de mon mieux.» Et c'était vrai, elle faisait tout ce qu'elle pouvait. Elle écrivait tout sur un papier pour en oublier le moins possible, elle attachait les clés à son sac... Tous ces palliatifs ne pouvaient venir à bout de l'imprévu. Chaque détail de la vie courante représentait une montagne et cela nous arrachait le cœur de la voir pleurer parce qu'elle avait perdu son sac de biscuits ! Malgré sa bonne volonté manifeste à compenser artificiellement les défaillances de son cerveau, elle donnait l'impression de se débattre en vain et de donner des coups d'épée dans l'eau. En cinq ans de solitude, elle avait vieilli de vingt ans !

LA SOLITUDE

La télévision se révéla une bien piètre compagne. Surtout que Maman n'arrivait plus à syntoniser les chaînes. Trois fois sur quatre, j'arrivais chez elle et je la trouvais installée devant un écran impossible à regarder : image floue, rouge fluo, et un crépitement insupportable qui indiquait bien que la chaîne choisie était mal syntonisée. Pour elle, les boutons avaient perdu leur fonction, de sorte que le moindre ajustement ne pouvait être qu'aléatoire devant ses tâtonnements. Et cela trahissait qu'elle était seule, déjà ailleurs, ailleurs à n'en plus voir même la télé qu'elle regardait, seule à juguler les pulsations du sang dans ses tempes, seule à jongler avec des plans dont elle oubliait à chaque étape l'objectif de départ.

Elle rêvait d'une petite maison, ou encore d'une chambre chez quelqu'un, avec une galerie pour pouvoir se bercer et regarder passer les autos. « Mais tu aurais peut-être peur toute seule dans une maison ? » « Oh non, mes enfants ! Ce qu'il me faut, c'est du changement... Faire un jardin, planter des fleurs... Ça, c'est mon rêve ! » Et, durant des mois, je rêvai, moi aussi. Lui bâtir une petite maison à la campagne pour les fins de semaine... Tout près de la nôtre, pour qu'elle ait son autonomie... C'était un projet illusoire, hors de prix, irréaliste. Alors, nous aménageâmes une jolie chambre pour elle seule, avec une chaise berçante, dans notre chalet des Laurentides. J'étais heureuse de lui consacrer un petit coin, de lui offrir ne serait-ce qu'un refuge. En visite pour la première fois, elle ne voulut pas de sa chambre qui était trop loin de la nôtre, même si les enfants dormaient à côté d'elle. Toute la fin de semaine, elle coucha dans le salon, insomniaque, à surveiller les voyoux éventuels par les fenêtres sans rideaux, dans cette montagne silencieuse où seules les mésanges pouvaient pousser l'indiscrétion jusqu'à se percher sur la rampe du balcon ! «Quelle imprudence, ma fille, de s'exposer ainsi au regard des rôdeurs ! On voit bien que tu ne connais pas le danger. »

De retour chez elle, elle retrouva sa solitude, son bel appartement devenu moche, son mal de tête inquiétant, son jeu de patience... et son téléviseur impossible ! Elle passait parfois deux jours, trois jours, sans parler. Alors, elle téléphonait... Elle nous téléphonait.

DES APPELS QUI VEULENT DIRE QUOI ?

À l'autre bout du fil, nous ne savions pas très bien ce qui nous arrivait non plus. Nous aussi, nous étions désorganisées. Désorientées comme elle. Pourquoi tous ces appels ? Était-ce une façon de pénétrer plus avant dans nos vies ? Comment savoir s'il n'y avait pas là une part de jeu ? Et ce doute, ce doute épouvantable... «Je t'assure qu'elle nous manipule ! » «Je ne sais pas... Comment savoir ? C'est peut-être la maladie. » «Tu le sais bien... Elle a toujours été comme ça. Ce n'est pas nouveau, ça. C'est une façon de demander sans en avoir l'air. En tout cas, moi, je ne marche pas là-dedans. » «Mais la solitude, ça fait ça... C'est bien connu, ça rend confus... » «Oui, mais même si tu faisais tout ce qu'elle demande, tu sais bien que ça ne suffirait pas. Ce serait toujours plus et plus. Maman n'a jamais été satisfaite, tu le sais bien ! » Ce discours intérieur, mes sœurs et moi l'avons tenu mille fois, dix mille fois, sans jamais savoir quelle voix disait juste. Mais, l'une comme l'autre, ce que nous redoutions le plus de cette confusion, c'était la quasi-certitude qu'elle était le symptôme d'une demande plus dramatique encore: «Jurez-moi que vous ne me laisserez pas seule ! » Jamais elle ne nous a demandé de la prendre avec nous.

Jamais! Elle se l'était promis et elle a tenu sa promesse. Jamais elle ne l'a demandé, mais elle le criait par ses regards, ses plaintes, ses téléphones, sa façon de nous trouver chanceuses, tellement plus chanceuses qu'elle! C'est du moins ce que nous percevions de toutes ses demandes, probablement parce que nous redoutions plus que tout au monde le moment où elle nous demanderait franchement : «Veux-tu me prendre chez toi?»

LA PRENDRE CHEZ NOUS

La prendre à la maison, c'était arrêter de vivre, cesser de dormir, et avaler; prendre sur moi à cœur de jour, étouffer... La prendre à la maison, c'était surveiller ses moindres allées et venues, ses initiatives dangereuses, ses offres d'aide que je n'oserais pas repousser, mais que je mettrais le double de temps à réparer. C'était aussi risquer ma relation conjugale. D'un naturel très envahissant, elle s'interposerait inévitablement entre Michel et moi. Avec raison, il ne voyait pas d'un œil favorable la perspective de partager notre quotidien avec sa belle-mère. Toutefois, il l'aurait accepté... pour moi! Quant à l'éducation des enfants, je pouvais facilement imaginer le scénario, maintes fois expérimenté lors de ses brèves visites chez l'une ou chez l'autre. À tour de rôle, nous l'emmenions. Nous étions contentes de lui faire plaisir. À chaque tentative, on espérait que ce serait *la bonne* fin de semaine ensemble, celle qui allait effacer les conflits, les pleurs et les lamentations de la précédente. Souvent, elle refusait pour des motifs tels que : «Je ne suis pas coiffée», «Je n'ai rien à me mettre sur le dos», ou encore : «J'attends un téléphone.» J'essayais de la convaincre et elle cédait, venant presque à contre-cœur. Une fois à la maison, elle s'inquiétait à toutes les minutes des enfants. «Regarde ce qu'il fait là. Le laisses-tu faire?» «Mais oui, Maman, laisse-le faire, il est capable.» «M'as-tu dit que c'est une fille?» «Mais non, Maman, c'est un garçon... Il s'appelle Guillaume.» «Ah bon! Je pensais que c'était une fille. Comme ça, t'as pas de garçon, toi?» «Mais oui, j'ai Guillaume...» «Ah oui!... C'est drôle, ça, je pensais que t'avais un garçon.» Et cela durait, durait… Et c'était épouvantablement exaspérant, parce qu'on ne pouvait rien faire contre cela. Malgré la meilleure volonté du monde, malgré les efforts inouïs de tolérance et de calme, elle percevait très bien la charge émotive de ma retenue. Elle ressentait l'impatience contenue, l'inquiétude sous-jacente. C'était infernal ! Tout compte fait, nous avions hâte, elle et moi, que le séjour ensemble prenne fin. Je n'arrivais pas à la supporter et je crois bien qu'elle prenait sur elle pour me supporter et supporter les enfants. C'était pour deux jours… Qu'aurions-nous fait durant des années ?

UN CONSENTEMENT IMPOSSIBLE

Quoique très attachée à elle et certes reconnaissante, je n'arrivais pas à nous imposer ce sacrifice. C'était au prix de mon équilibre et de ma sérénité familiale. J'ai dû accepter la pénible réalité de vivre avec le sentiment de n'être pas à la hauteur de ses attentes, de ne pas lui rendre l'investissement qu'elle-même n'avait pas hésité à consentir à ses filles. Ne nous avait-elle pas consacré sa vie ? Et quand je dis « consacré », le terme est à peine assez puissant. Son accomplissement, sa création, c'était ses enfants. « J'irai jusqu'au bout pour vous, mes petites filles. Vous ne pourrez pas dire que votre mère ne vous a pas tout donné. J'ai toujours été tellement timide dans la vie, vous ne souffrirez pas comme moi. Vous saurez vous exprimer en public, bien parler, bien paraître. Vous serez quelqu'un, mes enfants ! »

Sa grande consolation, sa raison d'être, disait-elle, c'était notre succès, notre réalisation professionnelle, notre mariage, la belle maison, la grosse voiture, et peut-être bien ses petits-enfants. Mais eux, ils étaient déjà trop loin de son emprise directe. Il est évident qu'un tel investissement appelle un certain engagement en retour. Et nous en étions bien conscientes, ultra-conscientes. Soucieuses d'un juste retour des choses, nous étions encore plus déchirées. Le cœur nous manquerait-il à ce point que nous ne pourrions prendre en charge une mère qui nous avait tant donné ? Nos enjeux de croissance et d'accomplissement allaient-ils l'emporter sur notre générosité? Pour moi, il s'agissait d'un choix entre elle et moi. C'était une question de survie!

Durant ma dernière grossesse, alors que j'avais besoin d'elle comme mère, nous rejoignant au moins dans nos maternités, j'avais développé le réflexe de contractions importantes de l'utérus chaque fois que le téléphone sonnait. À cette période, elle m'appelait de huit à douze fois par jour, question de vérifier si elle n'avait pas téléphoné auparavant. Nous en étions réduits à lui répondre que j'étais partie ou que j'allais la rappeler lorsque le point de saturation était atteint. Ce n'est pas facile de se réfugier derrière des arguments de ce genre alors que l'on sait que c'est sa mère souffrante qui appelle au secours. Quelle que fût la logique de mon attitude, quelle que fût l'urgence du choix, je me sentais coupable. Ce n'est pas sans serrement de cœur que l'on met fermement un terme à la suite de téléphones ou aux pleurs interminables, comme je le faisais avec ma fille de trois ans quand elle piétinait sans savoir ce qu'elle voulait. C'était des actes de raison, sans doute les mêmes qu'elle a eu à poser envers moi quand j'avais trois ans, mais elle, elle en avait soixante-treize.

UN PREMIER PLACEMENT : UN LOGEMENT POUR RETRAITÉS

«Tu n'es pas bien, ici, toute seule?» «Il y a le stéréo de l'appartement du dessous, c'est insupportable. Puis l'été, il fait trop chaud… C'est mal aéré.» «On va essayer de te trouver autre chose.» Il était clair qu'il fallait maintenant chercher un environnement plus protégé pour elle, tout en retardant au maximum l'échéance de l'institutionnalisation. Cinq ans après son premier déménagement, nous envisagions un nouveau départ. Cette fois, c'était nous, ses filles, qui nous chargions de tout. Nous avions trouvé un appartement très charmant, au bord de la rivière des Prairies, ensoleillé, dans une maison neuve pour personnes retraitées, avec caisse populaire, infirmière, dépanneur, etc. Nous avions espoir… elle aussi. Durant trois mois, les trois mois qui ont précédé le déménagement, nous avons vécu d'espoir. «Là-bas, tu seras mieux… Il y a d'autres personnes comme toi… Tu rencontreras des gens… Tu noueras des amitiés… » Tous les jours, elle partait à pied de chez elle, à trois kilomètres de là, vers ce nouveau havre prometteur. Elle enjambait madriers et bacs de ciment pour aller s'asseoir, seule, dans son appartement vide, inachevé. Petite vieille aux abois, accrochée désespérément à ce futur hallucinant! Jours de pluie, de soleil, de vent, de dégel, rien n'aurait pu la soustraire à ce pèlerinage quotidien. Les ouvriers avaient développé une certaine condescendance bienveillante envers elle; déjà, à la direction, on commençait à s'inquiéter de cet acharnement bizarre à déplacer sa chaise d'un centimètre à l'autre de la chambre, du salon, de la cuisine, pour en explorer le point de vue et le confort. Mi-juin, elle fut la première à emménager. Rideaux neufs, fauteuils neufs, jardinières et chaises berçantes: un petit paradis! Mais ce fut bientôt pire qu'avant!

Même là, il fallait tout de même faire les courses pour manger… puis faire les repas. Elle n'y arrivait plus. L'infirmière de garde était obligée de monter chez elle chaque midi pour lui préparer un repas, voir à ce qu'elle se nourrisse d'autre chose que de crème glacée et de biscuits à l'érable. À Noël, je lui avais préparé un immense panier d'aliments naturels, de quoi nourrir une famille entière durant une semaine. Le lendemain, elle avait tout mangé, à ma grande stupeur! Ma sœur Claire lui avait acheté une nouvelle horloge, digitale, à gros chiffres, car elle n'arrivait plus à lire l'heure sur un cadran analogique. Puis ce fut la chaîne en argent pour suspendre la clé à son cou, le tableau d'affichage pour inscrire les menus détails à ne pas oublier, le thermostat de l'appartement verrouillé à vingt-deux degrés, etc. Nous déployions, l'une comme l'autre, des efforts d'imagination incroyables pour pallier, par des moyens artificiels, les défaillances de plus en plus prononcées de ce cerveau épuisé. C'était pathétique! Elle faisait cuire les pommes de terre dans sa soupe, et la hantise qu'elle oublie de couper le feu en se couchant faisait maintenant partie de notre quotidien. Elle ne sortait plus, à moins d'être accompagnée, car elle ne savait plus introduire la bonne clé dans la bonne serrure. De plus en plus, sa survie reposait sur nous, sur nos visites, sur les réserves que nous pouvions prévoir pour la semaine. Nous ne pouvions plus nous raccrocher qu'à des instants, qu'à des minutes, où le mal semblait nous donner quelque répit. Entre autres, ce jour, ce petit quart d'heure où Maman, le sourire aux lèvres, a bercé ma fille, mon beau bébé rose que je venais lui présenter. Au téléphone, j'avais en vain essayé de lui faire comprendre que je n'avais pas pu aller la voir depuis un mois parce que je venais d'accoucher. J'avais été très malade à la naissance… mais elle ne semblait pas saisir qu'elle était de nouveau grand-mère. «Tu sais, je n'ai pas pu aller te voir parce que j'ai accouché. J'ai une petite fille.» «Qui ça qui a accouché?» «Mais moi! Tu es grand-mère encore une fois… Tu as une petite-fille.» «Ah oui? C'est pour quand? C'est la fille de qui déjà?» Peu importe! Le rite de la présentation est, ma foi, si inscrit en moi que, le premier jour de santé venu, j'ai pomponné ma fille, petite robe rose, chaussons tricotés, enveloppe brodée et doudou vaporeuse, et j'ai glorieusement apporté mon trophée à ma mère. Et, là, je l'ai reconnue… ou presque! «Mon Dieu! De la belle visite! C'est à qui, ce beau bébé-là?» «Mais c'est à moi. C'est ta petite-fille!» «Tu ne me dis pas! Il faut que j'aille chercher ma voisine…» Et, en moins de cinq minutes, la voisine et l'infirmière s'exclamaient devant Isabelle et n'en finissaient plus de féliciter la grand-maman.

Assise dans sa chaise berçante, Maman ne semblait rien entendre. Transportée par une félicité qui n'échappait à personne, elle berçait sa petite-fille doucement en examinant, dans le détail des ongles et des sourcils, la perfection de sa progéniture. Au sourire qui s'imprimait malgré elle sur son visage dorénavant absent, j'avais l'impression que ma fille allait tirer d'elle certains souffles endormis, les dernières fibres vivantes. Et je me rassasiais de cette image tendre dont j'avais encore besoin.

Cela a-t-il duré dix minutes? Un quart d'heure? Je ne sais plus très bien. Tout à coup, Maman avait perdu son sourire, son œil se promenait, égaré, de la voisine à l'infirmière; elle essayait de suivre la conversation, de répondre sans courir de risque: «Oui, oui… C'est bien ça… Ah! aujourd'hui… Bien sûr!»

Imperceptiblement, le bébé glissait sur les genoux ronds, elle l'échappait sans réagir, comme s'il se fût agi d'un sac trop lourd !

Vint alors la lettre recommandée du propriétaire de l'immeuble, qui nous prévenait officiellement qu'il n'était plus question de renouveler son bail, qu'elle était maintenant devenue dangereuse pour la maison. Elle venait pourtant à peine d'emménager ! Pour tout dire, cela ne nous surprenait guère. Nous nous y attendions. Depuis plusieurs mois, nous nous débattions avec le Centre des Services sociaux du Montréal métropolitain[3] pour trouver un endroit plus approprié à la condition de notre mère. Sept mois plus tôt, nous avions fait une demande officielle de «placement». Nous n'avions pas le choix: tous les dossiers devaient passer par le filtre de cet organisme agissant comme une centrale d'acheminement des demandes, une cour de triage, en somme ! Le cas de ma mère devait se trouver là, quelque part, sous un amoncellement de papier; y apparaissait sans doute, dans un encart prévu à cet effet: «Lorette Fournier: A3 légère[4].» Ce fut en effet le verdict du travailleur social venu se rendre compte par lui-même de son état, trois mois après que la réquisition fut enregistrée. Ce jour-là, Maman était de bonne humeur, «en forme», ravie de recevoir de la visite. Cela lui suffisait pour retrouver une certaine contenance. Une fois seule dans son appartement, le cauchemar recommençait, les comportements bizarres, les égarements, les jeûnes insensés, les conduites dangereuses. Il ne me restait plus que le harcèlement auprès de mon travailleur social pour accélérer les choses, dans l'espoir de voir apparaître le dossier de ma mère sur le dessus de la pile. On nous promettait l'ouverture d'une section pour «A3» à l'établissement X

3. CSSMM: cet organisme est aujourd'hui remplacé par l'Agence des services sociaux et de santé de Montréal, quant à l'étude des dossiers en attente d'hébergement.
4. Cette classification correspondait à l'époque au degré de perte d'autonomie sur une échelle de 1 à 4.

dans un délai de quatre mois. Un beau matin, on nous appelait pour nous informer que la vocation du centre convoité venait de changer. On y accepterait plutôt des «A4 sévères». Et puis, on recommençait, on attendait, on essuyait un refus, puis on recommençait, on attendait… de sorte qu'à la fin, faute de trouver la maison appropriée, on changeait l'étiquette. Quand il le fallait, Maman était «A3 légère». Le lendemain, elle était devenue «A4 sévère», pour redevenir «A3». Et, tout ce temps-là, il s'agissait de ma mère blessée; c'était d'elle que nous parlions dans cette langue d'airain! Nous sommes évidemment revenues à la charge auprès du propriétaire de l'immeuble où elle habitait, lui demandant de la garder jusqu'à ce que nous ayons trouvé une solution.

Cet homme possédait de grandes pharmacies, de celles où vous devez enjamber boîtes de savon et caisses de Pepsi pour atteindre le comptoir des ordonnances. Nous avions rendez-vous à cinq heures, ma sœur et moi. Dans cet environnement d'entrepôt, nous ne pouvions guère discuter. Nous l'avons donc suivi dans un réduit obscur, derrière la chambre à fournaise, dans la cave de son commerce. Fort de la légalité de sa lettre et de ses droits de propriétaire, il nous a fait comprendre sans équivoque qu'à son point de vue, rien ne l'obligeait à garder cette locataire indésirable plus longtemps, et que c'était à nous de nous en occuper si nous avions un peu de cœur! Il avait la loi de son côté, nous le savions bien. Nous demandions seulement qu'au nom d'un minimum d'humanité, il nous accorde le temps nécessaire pour lui trouver un logement décent, en retour de quoi nous nous engagions, naturellement, à lui verser trois mois de loyer supplémentaires. Nous implorions même son appui auprès du CSSMM, qui ne bougeait pas, malgré mes appels répétés trois fois par semaine, depuis septembre; nous étions en avril. À toutes nos demandes, il a répondu: «Si, le trente juin, elle n'est pas partie d'ici, je la fous dans une ambulance et vous vous arrangerez avec.» Et c'était, semble-t-il, la meilleure chose à faire, selon notre travailleur social au CSSMM!

UN DEUXIÈME PLACEMENT : UNE RÉSIDENCE DE LUXE, PROTÉGÉE

Au printemps suivant son déménagement dans ce grand immeuble au bord de la rivière, nous avons trouvé une autre maison, un peu plus sécuritaire pour qui était en perte d'autonomie, au risque de voir le dossier de notre mère à jamais oublié au CSSMM. Cette fois, Maman serait obligée de prendre ses repas à la cafétéria commune. Il y avait un service de garde vingt-quatre heures sur vingt-quatre et un interphone dans chaque appartement. C'était, je le croyais, *la* solution. Ma grande crainte : qu'elle ne réussisse pas à passer l'évaluation médicale qui tenait lieu d'examen d'admission. Ce jour-là, nous l'avons pomponnée, lavée, ce qu'elle ne faisait plus seule, et nous nous sommes présentées au cabinet du médecin.

Dans la salle d'attente, je la regardais, toute frisée, collier de perles, joues roses et chapeau de paille. Avec cet air naïf qu'elle arborait maintenant, elle était presque jolie. Elle faisait «petite vieille pimpante», en quête du moindre sourire étranger, ravie de s'asseoir sur ces beaux fauteuils de style, lorgnant du bout du nez la brillance de ses chaussures de cuir verni. Elle était touchante, heureuse et réconfortée par la présence de sa fille, occupée à ne pas vivre seule cette heure-là. En présence du médecin, j'ai pris grand soin de répondre à sa place à toutes les questions, lui concédant seulement quelques interjections. Somme toute, mieux valait me faire juger comme surprotectrice plutôt que de risquer le refus ! Elle a visité la maison, a trouvé cela bien beau, sans comprendre que c'était là son futur *home*. Et j'insistais : «Tu vois comme tu seras bien ici... Il y a de beaux salons, une cafétéria bien éclairée, des boutiques, de grands balcons, une terrasse avec des parasols. Vraiment, tu seras beaucoup mieux, crois-moi !» Mi-soulagée, mi-inquiète, je suis revenue chez moi ; elle avait été admise. Il restait un petit studio, au septième étage, avec cuisinette incorporée. Il faudrait renoncer à plus de la moitié de ses meubles. Son mobilier de chambre serait trop encombrant, sa table de cuisine aussi, mais elle serait au moins chez elle, dans ses affaires.

La veille du déménagement, je l'ai emmenée à la maison. Complètement perdue, elle ne comprenait pas qu'elle devait dormir là. Nous avions mobilisé une de ses amies pour la distraire pendant que j'aiderais mes sœurs à faire les boîtes et à tout liquider en deux jours. Elle voulait repartir. Je lui dis, comme tant de fois déjà, qu'elle habiterait ailleurs désormais. Tout à coup, elle saisit enfin la portée de ce que je lui expliquais: elle allait déménager, elle allait changer de maison… L'angoisse faisait surface. Elle étouffait. Elle s'est mise à marcher de long en large, elle pleurait… Elle pleurait, à gros sanglots. «Jamais je n'aurais pensé que vous auriez pu me faire cela, mes petites filles, jamais!» C'était un cri de désespoir et de rage: elle ne pouvait plus compter sur personne, même pas sur ses filles! Et moi qui la regardais marcher, je sentais le centre de ma poitrine se déchirer. J'avais envie de lui dire que je n'avais pas le choix, que je sauvais ma peau au détriment de la sienne, mais que c'était un choix obligatoire, que je ne pouvais pas faire autrement… Je voulais pleurer avec elle. Mais je ne savais pas pleurer avec cette mère-là et je ne savais même pas que j'avais si mal. En tremblant d'impuissance, je rangeai la vaisselle, je la laissai souffrir seule et j'attendis d'être un peu remise. Je lui offris de prendre un bain. Elle ne voulait pas… Elle ne voulait jamais. D'autorité, je remplis la baignoire et je la déshabillai, comme on fait avec un petit enfant. Debout à côté d'elle dans la salle de bain, je découvris ce corps tombant, ces seins blanchis qui pointaient vers l'intérieur, ces cuisses vides, cette peau qui paraissait suspendue à je ne sais quel cintre humanoïde. Je sortis la robe de nuit blanche, à volants, que je venais de lui acheter, et les pantoufles bleues, neuves elles aussi. Elle sourit: «C'est bien beau, ça!» Pour la première fois, je l'ai lavée. Je lui ai frotté le dos, je l'ai installée pour qu'elle se laisse flotter et j'ai respiré avec elle, longtemps, longtemps, du même souffle qu'elle, pour embaumer sa peine et la mienne. Ce soir-là, nous avons abusé de poudre, de crème, de parfum et de lotions. Pomponnée, dans sa robe de coton brodé, je l'ai couchée, bordée, embrassée. Elle avait oublié son chagrin et son désespoir: elle n'avait jamais eu d'aussi bonnes filles !

ELLE N'EST PLUS CHEZ ELLE

Nous lui avons arrangé un petit appartement coquet, avec des fleurs, quelques-uns de ses meubles, le quart de ses livres, plusieurs robes neuves aux couleurs claires pour être chic devant les autres dames... et puis une chaîne de fantaisie pour mettre sa clé au bout. Quand elle est arrivée chez elle, dans son nouveau studio, elle a tout regardé, l'air éteint, comme si elle ne reconnaissait pas ses choses. Elle s'est assise, comme une étrangère en visite, s'est attardée aux fleurs, à la fenêtre... Puis, quand est venu pour nous le temps de partir, de la laisser, elle a dit : « Vous ne me laissez pas ici ? Je pars avec vous, je veux retourner chez moi ! » Alors, nous lui avons expliqué, réexpliqué, redémontré que, désormais, c'était ici chez elle... et qu'elle serait beaucoup mieux. Manifestement, elle ne comprenait rien à ce qui venait de lui arriver. Ayant prévu sa réaction, une de ses amies en qui elle avait grande confiance avait accepté de passer les deux premiers jours avec elle. Nous sommes donc rentrées chacune à la maison, déçues et fatiguées par le déménagement, le cœur lourd de lui infliger cet abandon renouvelé. Nous avions pourtant fait de notre mieux pour lui aménager un studio charmant. Nous étions en face d'une réalité qui nous dépassait et que nous avions bien du mal à voir en face.

On a peur de la voir en face, cette réalité, parce qu'on se demande dans quelle mesure peut jouer l'hérédité. On se demande si on n'est pas en train de vivre ce que nos propres enfants vont vivre avec nous. On se demande si on n'assiste pas avant le temps à la projection du film de notre propre vieillesse. Ce doute-là baigne dans une angoisse infinie. C'est le désespoir prématuré parce qu'on n'a aucune garantie que ce mal-là ne viendra pas s'installer aussi chez nous. Et il arrive que, même à trente-cinq ans, on se surprenne à constater que, depuis quelque temps, on oublie beaucoup de choses. Le nom dont on ne se souvient plus, le numéro de téléphone qu'on a toujours eu disponible à la mémoire. Mon Dieu ! n'est-ce pas un symptôme ? Si c'était déjà ça !

J'emmenais les enfants, ma petite surtout, qui n'avait que six mois, et qui égayait ce milieu vacillant. Maman y trouvait sa fierté, et, forte de son statut de grand-mère, elle s'introduisait d'office dans les groupes, derrière la poussette qui lui servait de passeport. Cette intrusion dans les cercles d'habitués donnait parfois lieu à des conversations cocasses. Cet entretien, entre autres, que je n'oublierai jamais.

Les personnages : ma mère : 74 ans ; une dame : 80 ans ; ma fille, en robe blanche, observatrice passive dans sa poussette ; mon mari, au loin, observateur, et moi.

LA DAME : Oh ! le beau bébé ! C'est à vous, ça ?

MAMAN : Oui, c'est à moi !

LA DAME : C'est un petit garçon ?

MAMAN (m'interpellant) : Édith, c'est un petit gars ?

MOI : Mais non, c'est une petite fille.

MAMAN : C'est une petite fille.

LA DAME : Ah bon ! Elle s'appelle comment ?

MAMAN (m'interpellant) : Elle s'appelle comment déjà ?

MOI : Elle s'appelle Isabelle.

MAMAN : Ah ! je savais bien. (À la dame) Elle s'appelle… (vers moi) comment déjà ?

MOI : Isabelle.

LA DAME (poursuit sans attendre la réponse) : Elle a quel âge ?

MAMAN (m'interpellant) : Elle a quel âge ?

MOI : Six mois.

MAMAN (à la dame) : Elle a six mois.

LA DAME : Ah ! C'est beau six mois.

MAMAN (vers moi) : Non. Quel âge tu m'as dit ?

MOI : Six mois. C'est une petite fille, elle a six mois.

MAMAN : Bon. C'est comme j'avais dit.

C'était irrésistible. Dramatiquement irrésistible et touchant à la fois. Les deux petites vieilles étaient si profondément ravies et… pour deux minutes de leur journée, tellement occupées !

Mais, au-delà de ces épisodes absurdement savoureux, les visites à la résidence étaient en général très pénibles.

LE FOND DU DÉSESPOIR

Nous allions la voir, nous évertuant à vanter les mérites de cette résidence de classe, ne tarissant pas d'éloges devant les services, comme pour tenter, dans un ultime effort, de la convaincre que c'était le paradis. Moi, je savais qu'il n'y avait plus de paradis pour elle. Je savais qu'elle ne trouverait plus de paix. De jour en jour, dans cette habitation de luxe, Maman touchait le fond de son désespoir. Elle pleurait presque tout le temps. Elle ne se lavait plus du tout et commençait à devenir incontinente. Elle se promenait sur les étages, tâtant chaque porte, se croyant chaque fois chez elle, et essuyant un rejet non équivoque, neuf fois sur dix. Elle ne téléphonait plus parce qu'elle ne savait plus se servir de son appareil. Chaque visite m'enfonçait dans l'obsession d'une infinie rencontre avec ma mère, celle de notre plus grande complicité, secrètement entourée par elle et l'entourant à mon tour pour lui administrer, dans un rituel sacré, la pilule qu'elle réclamait en vain depuis plusieurs semaines.

Eh oui! Il m'est arrivé de rêver que je pourrais moi-même me charger de la délivrer de ce cauchemar-là, comme le plus grand cadeau d'amour qu'une fille puisse offrir à sa mère. Je la bercerais, je l'endormirais, je la libérerais! Au risque de prendre sur mon dos le poids de son salut. Quand le désespoir nous porte à penser ainsi, à envisager l'impossible, l'interdit, l'impensable, c'est que s'est installée en nous la perspective d'outrepasser les limites de la vie. Une ultime poésie rend toute chose possible. N'est-ce pas en effet le plus beau geste? Le secret... Le silence... L'espace feutré d'une illusion: réduire une fois pour toutes la distance passée, la réparer, retrouver la fusion originelle et porter tapie en soi la mort de l'autre comme un viatique. Ne rien dire, ni à mon mari, ni à mes sœurs, ni à mes enfants! Prendre le plus grand risque... C'est le privilège du secret, de la réconciliation à l'insu de tous, la mission accomplie! Et tout cela vous hante, vous appelle, comme un chant de sirènes. Cette vapeur envoûtante risque de vous happer d'autant plus facilement que la réalité que vous côtoyez de jour en jour se résume à l'insupportable.

J'ai essayé de trouver un filon, subtilement, auprès de mon médecin, par des questions apparemment désintéressées. J'ai lu des articles. J'étais à l'affût. Mais ces informations-là étaient, à l'époque, presque impossibles à obtenir quand on n'était pas du corps médical. Ce savoir-là était un domaine réservé. Ce n'est pas un jugement, c'était peut-être mieux ainsi, sans doute mieux ainsi. Cela donnait un dur coup à mes divagations assassines dans cet impossible quasi réconfortant et ajoutait à mon impuissance. Mon impuissance à la prendre chez moi, dans ma maison, dans ma famille ; mon impuissance à lui ouvrir généreusement les bras pour la sauver ; mon impuissance à trouver une meilleure solution pour elle.

Deux mois après son installation, nous étions en août, les choses se sont détériorées. Maman était sortie seule du Manoir et on l'avait retrouvée sur la rue, égarée, pleurant à gros sanglots comme une petite fille perdue. La résidence ne se portait plus garante de sa sécurité et on nous avisa qu'il nous faudrait dorénavant payer, en supplément de la pension régulière (six cents dollars par mois)[5], une surveillante-aide-infirmière vingt-quatre heures sur vingt-quatre. Cela représentait une somme de cent dollars par jour. Au minimum trois mille six cents dollars par mois de loyer ! L'extrême limite, nos revenus ne nous permettaient pas ce traitement luxueux, d'autant plus que la présence de ces dames de compagnie ne rendait pas Maman plus heureuse. Nous étions prises à la gorge !

MESDAMES, VOUS DEVEZ VOUS RENDRE !

Nous étions alors à la merci plus que jamais du système de placement. On nous a trouvé un établissement délirant, rue Dorchester, sans balcon ni jardin, au cinquième ou septième étage, en alléguant

---

5. Nous étions en 1979.

que, de toute façon, Maman était trop confuse pour se rendre compte! Ma sœur et moi sommes allées visiter la maison en question. Sur le trottoir, devant la porte, une dizaine de patients en fauteuil roulant. Ils regardaient passer le monde! Le soleil brillait, ce jour-là, il faisait très chaud. La pollution du bas de la ville collait à la peau et on se demandait quel plaisir on pouvait trouver à avaler ça. Mais il n'y avait pas un centimètre de jardin autour de cette maison, pas de balcon non plus, que le trottoir en face de la porte pour sortir de cette prison! Nous nous sommes faufilées dans le dédale des fauteuils, impressionnées par cet accueil inquiétant. Le couloir principal de l'immeuble était encombré des plateaux de la cuisine, la moitié du couloir étant convertie en dépôt de chariots. Entre deux convois, une porte: c'était l'ascenseur. Cette porte n'ouvrait qu'à moitié. L'espace trop exigu ne permettait pas une plus grande ouverture. Il fallait s'engouffrer dans ce petit réduit pour accéder à l'étage des «confus». Déjà, je pensais à ma mère qui n'avait jamais pu supporter les espaces restreints, qui ne supportait pas davantage les spacieux et luxueux ascenseurs de sa résidence. Sauf par la force, nous ne réussirions jamais à lui faire franchir le pas de cet environnement de fin du monde. La visite terminée, nous nous sommes rassurées à qui mieux mieux, Monique et moi. Ses accès étaient sinistres, mais l'étage des «confus» était décoré gaiement, les chambres étaient plus spacieuses qu'on aurait pu le croire au premier abord, les gens avaient l'air gentils et humains, et puis... et puis... on n'avait pas le choix! Ni l'une ni l'autre, nous n'osions nous avouer l'horreur de la voir mourir enfermée là!

Je rentrai à la maison, étouffée, étranglée comme une bête traquée que l'on écrase victorieusement au plancher, le pied sur la gorge. Instinctivement, comme un animal blessé, je ne pensais plus qu'à rejoindre désespérément mon seul refuge: Michel.

Il était dans son bureau, heureusement! Je suffoquais et n'arrivais pas à dire un mot. Je retrouvais mes sanglots de petite fille quand, en rentrant dans la cuisine en pleurant, je n'avais pas honte d'inonder de ma peine le tablier de ma mère. Non! Je ne pouvais pas l'enfermer là! Pas moi, sa fille sur qui elle pouvait compter! Je ne voulais pas qu'elle devienne végétative. C'était évident que si elle sortait sans savoir où elle allait, elle risquait sa vie rue Dorchester. Et puis, j'avais vu une dame attachée... C'était la cour des Miracles, dans cette caserne d'où l'on pouvait admirer les Sœurs grises, en face, dans leur immense jardin fleuri arrosé de saules pleureurs, récitant par-devant et par-derrière leur rosaire quotidien pour le secours des malades! C'était à la fois une peine d'enfant que je déversais sur Michel et une colère de femme, une impuissance incomparable qui ne faisait qu'ajouter à ma rage. Et après tant de mois de démarches, d'attente, de lettres et de téléphones, on nous donnait vingt-quatre heures pour accepter le placement: c'était à prendre ou à laisser. Nous étions enfin mûres: nous devions accepter n'importe quoi!

UN APPEL AU SECOURS

Michel est de ces hommes qui croient toujours, quand tout le monde a abandonné, qu'il y a une solution à une impasse. Il n'a pas attendu, il a immédiatement appelé un ami, spécialiste des soins prolongés dans un grand hôpital pour malades à long terme. Cet ami-là a tout de suite reconnu ma détresse, la même détresse que connaissent toutes les familles aux prises avec un problème semblable. Il m'a demandé ce que je souhaitais pour elle: «Qu'elle meure, mon Dieu, qu'elle meure!» «Si elle se sentait mieux quelque part, seulement mieux, souhaiterais-tu toujours qu'elle meure?» Non, mais je rêvais! Une telle question me paraissait totalement incongrue! Ma mère, mieux quelque part? C'était une utopie. Il ne fallait pas la connaître pour envisager cela. Mais s'il avait raison... Peut-être qu'avec des médicaments, des soins... Qui sait? Et c'est plongée dans ce doute intérieur qu'en guise de réponse je lui adressai un regard songeur.

Au cours de la conversation qui s'ensuivit, nous avons réalisé que Maman n'avait pas eu d'examen médical complet depuis des années. Il fallait commencer par là et aviser par la suite.

Cela supposait une hospitalisation, des analyses, pendant une période de temps indéterminée. C'était la première fois que je prenais conscience clairement du poids des facteurs physiologiques dans l'état de Maman et de la relativité de ma responsabilité de bonne ou mauvaise fille. Je n'étais peut-être pas autant responsable de son état.

Ce jour-là, je suis allée la voir et je l'ai entourée… Je l'ai prise dans mes bras. Je l'ai prise, ne sachant plus qui, d'elle ou de moi, je consolais. Nous allions peut-être, toutes deux, sortir de notre immense solitude. Nous aurions enfin de l'aide, même si les gestes qu'il nous restait à poser portaient en eux-mêmes un caractère de cruauté infinie, une nécessaire cruauté, une inévitable cruauté. Elle a dû sentir, dans mon étreinte et mon bercement, que quelque chose d'important venait de se passer. Car je n'avais jamais pris ma mère ainsi dans mes bras. Pour tout dire, je ne la touchais pas, limitant mes effusions affectueuses à une accolade furtive à l'arrivée et au départ de mes visites. Ma vie de femme et le cumul de mes frictions avec elle avaient inscrit en moi une certaine retenue, un gel impitoyable, qui nous interdisaient ces contacts physiques.

En la quittant, j'étais habitée par le lendemain. Un lendemain redoutable, mais plein d'espoir. Espoir! Évidemment, le terme était trop fort. Je savais trop les moments pénibles qui nous attendaient pour parler d'espoir. Je crois que j'ai seulement compris qu'il pouvait y avoir une autre façon de dénouer l'étranglement dans lequel nous nous débattions depuis des mois. J'ai compris aussi que son poids était trop lourd pour moi, pour nous, ses filles, et que nous avions besoin d'aide, sur tous les plans, pour la sauver et pour nous sauver!

Cinq jours plus tard, ma sœur et moi allions la chercher. Une toute petite valise bleue, la valise des week-ends, suffisait pour y enfouir une robe de nuit, des pantoufles, un châle et son parfum. Une toute petite valise, symbole d'un dépouillement de plus, une toute petite valise qui était devenue la valise de week-end de ma fille et que je m'obligeais à utiliser encore comme pour l'exorciser. En nous voyant arriver, elle a dit: «Mon Dieu que je suis heureuse! Je savais bien, mes petites filles, que vous alliez me sortir d'ici!» C'était pour l'emmener au Centre hospitalier Notre-Dame-de-la-Merci, au département 2300, dans le lit numéro 11!

L'hôpital

LA PREMIÈRE IMPRESSION

Quand on entre pour la première fois dans un hôpital pour malades à long terme, on se sent transporté dans un monde absurde, étrange, un entre-deux de la vie et de la mort. Les sons, les odeurs, le spectacle... On a l'impression d'étouffer, en écarquillant des yeux sinon effrayés, du moins étonnés. Des hommes et des femmes vous regardent fixement, ils ont l'air de demander, ou plutôt de ne plus pouvoir demander. Des fauteuils roulants partout, des sacs d'urine attachés à chacun, des gens qui grognent, d'autres qui gémissent, d'autres qui tremblent. C'est assez impressionnant! En contraste avec ce tableau hallucinant, les jeunes parlent fort, circulent à toute vitesse dans leur fauteuil, les infirmières rient, chantent, on blague ici et là; on y trouve une familiarité étonnante.

On nous a conduites dans une chambre à quatre lits. Près de la porte, une dame squelettique roulait de grands yeux égarés et n'en finissait plus d'avaler sa mâchoire. En face d'elle, une petite femme était secouée de spasmes violents: elle étouffait et criait qu'elle allait mourir. Près de la fenêtre, une dame à la peau de papier de soie, assise dans son fauteuil, regardait et souriait: elle était heureuse de l'animation inattendue dans cette chambre, ce matin de septembre. Maman occuperait le lit d'en face: elle avait la chance d'être à côté de la fenêtre! Cette voisine reconnut tout de suite dans cette nouvelle venue une partenaire de bridge. «Quelle joie! me dit-elle, enfin une compagne!» Je n'osai pas éteindre son enthousiasme. Je souris évasivement. Moi, je savais bien que Maman ne pouvait plus jouer aux cartes, même pas au jeu des paires. Elle le découvrirait bien assez tôt. À côté du lit, un petit bureau, trois fois grand comme une boîte à chaussures. Puis, dans un coin, deux casiers, grands, chacun, comme celui de mon fils à l'école. Elles devaient se les partager, à quatre. Mais qu'importe, deux dames n'avaient plus de famille et ne possédaient rien, pas de vêtements, pas d'effets personnels. Maman pourrait donc profiter d'une case pour elle seule. C'était, encore une fois, une chance! Assise à côté d'elle sur la petite chaise de bois qui me rappelait les salles paroissiales de mon enfance, je faisais des plans. Comment humaniser ce coin? Comment le personnaliser? Que faire dans un espace de six mètres carrés dont la moitié était occupée par le lit?

Pendant que je jonglais, que je triais parmi mes impressions celles qui me rassuraient, je taisais par-dessus tout le choc qui s'installait au creux de ma poitrine, ces plaintes, cette odeur d'urine, ce plafonnier blafard, ce lit de fer, et la prison de Bordeaux, en face! Maman, elle, était assise comme une grande dame, dans un fauteuil aux ressorts insolents; elle souriait à sa voisine, avec complaisance, pour faire bon effet!

ELLE NE SERA PLUS JAMAIS SEULE

Je redoutais par-dessus tout la minute où j'allais la quitter dans cette chambre. J'avais un cours à donner à une heure trente, quatre-vingts étudiants m'attendaient, le moment était mal choisi pour écouter mon cœur se plaindre. Et pourtant, cela aurait été tellement plus sain de prendre le temps de ressentir le désarroi qui m'habitait! À l'époque, forte de ma résistance à la mort de mon père, je me croyais au-dessus de ces passages difficiles, trouvant une sorte de refuge dans la fierté de ne plus sentir! Où donc avais-je appris cela?

Une heure moins vingt! C'était la limite, je devais partir! «Je te laisse un peu, j'ai un cours à donner. On va s'occuper de toi et je vais revenir ce soir. Ce ne sera pas très long, tu verras.» Elle était égarée, elle pleurait et s'agrippait à mon bras. «Mais tu ne vas pas me laisser ici? Je veux retourner chez moi!» Et, d'une voix perchée, étranglée, elle m'ordonna, comme vingt ans auparavant : « Ramène-moi chez moi tout de suite ! » Le coup était parti ! Je n'arrivais plus à la raisonner, et pour cause ! Je me sentais coincée, déchirée, je cherchais du regard quelqu'un qui pourrait m'aider à fuir. « Attends un peu… Je vais chercher l'infirmière. » Et, plus rapide que ses réflexes vacillants, j'ai réussi à me dégager de la pince refermée sur mon bras et à me réfugier au poste comme une enfant coupable : « Venez, j'ai besoin d'aide ! » « Partez tranquille, madame, on ne la laissera pas seule. »

Et je suis partie sans me retourner, déchirée, mais relativement tranquille, sachant que, quoi qu'il arrive, Maman ne serait plus jamais seule. Et cela, c'est extraordinaire quand on a vécu la solitude, ma solitude, celle de mes sœurs, dans tout ce périple-là. Pour la première fois, j'allais partager avec d'autres, d'autres qui n'étaient pas ses filles, le désespoir de ma mère.

Le soir, elle était totalement perdue. Bien sûr, on lui avait administré quelques calmants. Elle m'a demandé si sa mère, morte depuis plus de vingt ans, savait qu'elle était là. « Oui, elle le sait. » « Est-ce qu'elle est d'accord ? » « Mais oui, elle est d'accord, et elle pense que tu seras mieux ici ! » Maman était encore la petite fille de quelqu'un ! Repliée dans ses derniers retranchements, elle avait encore besoin de sa mère. Je l'ai sentie fille, comme moi, mon enfant, ma mère… Je ne comprenais plus rien à cette fusion des rôles que je n'avais pas imaginé ressentir un jour. Je l'ai regardée s'endormir en lui caressant la main et je suis partie songeuse, mais plus tranquille, ce soir-là.

ENCORE D'AUTRES DÉPOUILLEMENTS

Le lendemain, j'ai trouvé Maman attachée à sa chaise, retenue captive par la tablette verrouillée de son fauteuil. Oh ! le choc ! Décidément, il n'y aurait plus de fin ! Pourquoi ce dispositif ? Complètement dépaysée, elle avait quitté son unité cinq fois dans la journée et ce n'est que grâce à son bracelet d'hôpital qu'un infirmier, étonné de voir errer cette nouvelle venue, l'avait ramenée par la main dans son département. C'est une conduite fréquente chez les patients confus nouvellement arrivés. On m'a expliqué qu'il fallait lui laisser le temps de se situer, d'avoir ses points de repère, avant de la laisser libre. Je comprenais tout cela, mais je ravalais, je trouvais insupportable de la sentir enchaînée. Je ne le supporterais jamais si c'était moi ! Elle ne se plaignait pas, elle parlait de sa mère, de son père, de son frère... Elle était ailleurs. J'ai pris sur moi en me répétant que tout cela était un mauvais moment à passer, une crise provisoire, une transition, promesse d'adaptation.

La semaine suivante, un autre choc : on ne l'appelait plus madame Fournier, mais Lorette, la belle Lorette ! C'était ma mère que l'on traitait ainsi, c'était ma mère que l'on prenait pour une petite fille, à qui on parlait en bébé et que l'on se permettait de tutoyer. J'eus un mouvement de recul, suspendue à cette Lorette qui se laissait faire, qui acceptait de se faire laver, de se faire bécoter, qui appréciait les « pichenottes » sur le nez et qui souriait. Elle qui ne savait plus sourire, qui ne savait que pleurer et implorer, elle souriait et regardait dans les yeux. Elle reconnaissait ses soignants préférés et les accueillait avec un sourire qui nous était, jadis, réservé.

LE PARTAGE DU LIEN

C'est le sourire qui m'était réservé quand, au retour de l'école, elle venait m'ouvrir la porte. Comme si mes retours quotidiens de petite fille sortie d'elle et revenant à elle l'apaisaient. J'avais l'impression d'être investie du pouvoir d'ensoleiller sa journée, du pouvoir de lui refléter d'elle une image fraîche et pleine d'espoir, quand je revenais de l'école, en passant par la porte de la cuisine. Ce sourire-là m'était indispensable, je le reconnais maintenant. Assise à côté d'elle dans cette chambre où l'infirmier venait de lui pincer la joue, j'avais le sentiment qu'on m'usurpait une douceur à laquelle j'avais encore droit, mais dont je ne profitais plus depuis des années. Placer ma mère pour la faire soigner par des gens plus compétents que moi, cela voulait dire, pour moi, partager le lien, quel qu'il fût, que j'avais tissé avec elle de longue date. Et ce n'était pas banal. Cela me jetait à la face que j'avais un lien avec elle, un lien dont je ne pouvais pas me passer, moi, adulte détachée. C'était un peu comme si je voulais que ma mère m'appartienne encore, chasse gardée d'autant plus fermée que je sentais bien, venant du dehors, que quelque chose de nouveau se passait en dedans. Tout cela amplifié par la culpabilité du placement, qui rôdait sans cesse, à fleur de peau.

Au cours de mes visites, Maman m'a souvent laissée là, comme si je n'y étais pas. Comme si elle me disait : « Je n'ai plus rien à faire avec toi… mais j'ai beaucoup à voir avec eux… et le temps court… » Cette dépossession du lien, jumelée à la culpabilité qui nous gruge insidieusement, explique probablement la réaction revendicatrice de certaines familles. Réaction qui peut être justifiée, dans certaines circonstances, il faut bien le reconnaître. Pour nous, il était évident que Maman était choyée par le personnel. Nous n'avions rien de plus à réclamer. Lorette était la fille du 2300. Je n'avais qu'à assumer le partage, un partage que je n'avais pas prévu et, paradoxalement, que je vivais comme une certaine amputation.

J'avais une grande crainte, en plaçant Maman dans ce milieu hospitalier : qu'elle ne réussisse pas à se faire aimer. La connaissant, vindicative, autoritaire, décidée et exigeante, rarement satisfaite, je craignais le pire. Je n'aurais pas supporté qu'on la prenne en grippe. Je savais le risque très élevé. Elle avait, toute sa vie, accumulé les rejets avec une assurance à laquelle son état actuel ne lui permettait plus de recourir. La sentir rejetée, réprimandée, bousculée, c'était comme si on allait m'attaquer, moi, au plus profond de mes angoisses enfantines. Elle perdait ses défenses une à une. Que lui restait-il pour affronter le jugement des autres ? Et je sentais monter en moi la même colère qui était la sienne, le jour du concours de crèches ! Or, il s'est passé je ne sais quel miracle : Maman a su se faire aimer. Comme si elle savait, inconsciemment, qu'il s'agissait de sa dernière chance !

Elle était douce, gentille, attachante et obéissante ! Elle touchait tout le monde par sa manie de déambuler en aval et en amont du corridor, infatigable, du matin au soir, à suivre au pas la dame responsable du ménage, à se substituer à l'ombre de Madame T., une autre patiente qui, comme elle, avait de la classe. Elle avait besoin d'être défendue quand ses dispositions naturelles à mettre de l'ordre la menaient dans les bureaux des autres patients pour y ranger ses propres affaires. Elle avait besoin d'un protecteur ou d'un arbitre pour régler les chicanes de pantoufles, de pompons arrachés ou de jeux de cartes disparus.

Principale activité de sa semaine : aller voir la coiffeuse. Une autre qui s'était attachée à elle ! Chaque mardi, elle venait la chercher par la main et la bichonnait, lavage, permanente, coupe de cheveux, petites caresses et regards enjôleurs. Jusqu'au moment où Lorette ne tenait plus en place. Elle se levait, échappait à la vigilance de cette dame dévouée, mais débordée, quittait la pièce et arpentait les couloirs, la solution de la permanente dégoulinant sur son front, la tête enrubannée d'un sac de plastique... Elle déambulait, personnage de cirque égaré dans cet hôpital où tout le monde la connaissait. Ses fugues, de plus en plus fréquentes, posaient un réel problème à cette pauvre dame, seule à assumer le contrôle de ce « petit salon » plus achalandé que celui du Ritz. De sorte que l'infirmier en chef en vint à lui suggérer d'envisager des moyens plus sécuritaires pour garder Lorette en place. Ce qui lui valut ce cri du fond du cœur : « Attacher Lorette ? JAMAIS ! »

C'est ainsi qu'en peu de temps Lorette était devenue l'enfant gâtée du 2300. Toujours dans le couloir, stationnée à côté du poste à regarder aller et venir des personnes qui l'aimaient, à tel point assidue qu'on lui avait installé une chaise, sa chaise, à l'endroit le plus stratégique du centre d'activités. Pour moi, sa fille, ce comportement me désolait, me déprimait. Il me semblait qu'on l'avait réduite à la dernière abnégation : celle de dire oui et d'être gentille. Pour ses infirmiers, elle faisait figure de petite fille, de petit être à entourer et à défendre, qui demande l'affection qu'on est prêt à donner quand on sait qu'elle est reçue. Pour elle, elle semblait s'être tissée une nouvelle toile affective. Elle était aimée. Elle le savait et le sentait, comme elle ne l'avait peut-être jamais senti.

IL NE NOUS RESTE PLUS QUE LE TOUCHER

Peu à peu, elle a cessé de parler, comme si la parole était de trop. Oh! elle aurait voulu parler, mais les sons ne venaient plus. Les mots ne désignaient plus les bons objets, seules les formules toutes faites résistaient encore à l'effacement des cellules. Des formules telles que: «T'es bien chic aujourd'hui…» ou: «C'est bien pour dire…» ou encore: «J'aimerais donc ça…». Ce qu'elle aurait aimé, nous ne le saurions jamais. Alors, il ne nous restait plus que le geste pour communiquer.

J'ai dit que j'avais toujours eu du mal à la toucher. C'est un fait, nous n'avions pas de contact physique avec notre mère. Et ce n'est pas faute d'avoir été bercées par elle. Cela tient d'un indéfinissable malaise qui se logeait dans ce corps implorant, ce corps constamment maté par des régimes inefficaces, témoins du mépris qu'elle entretenait pour lui, mépris qui s'imposait à nous jusqu'à nous heurter dans notre capacité de le recevoir. Cela continuait de couver en périphérie, réveillant en nous une répulsion à peine surmontable au moment de laver ses vêtements souillés. Comme les patients sans famille, nous avons opté pour le service de lavage de l'hôpital! Quand le langage du corps est affecté à ce point, quand celui de la parole s'est irrémédiablement embrouillé, il ne nous reste plus qu'un immense mur, une montagne à surmonter, celle de nos rejets les plus primitifs: toucher et caresser, laisser sourdre la tendresse engourdie. J'ai commencé par la soigner, la maquiller, la coiffer, l'habiller. C'était la première chose que je faisais en arrivant, je la pomponnais. Nous avions du plaisir, mes sœurs et moi, à la combler de bijoux, de robes coquettes et gaies, de chaussures souples qui ne faisaient pas trop chaussons.

Je n'oublierai pas ce jour où, selon le rite connu de mon arrivée, je me suis mise en train pour la changer. Debout, comme une poupée inerte, elle se laissait manipuler. C'est alors que j'ai découvert, sous la double jaquette, qu'on avait dû remplacer les sous-vêtements par des dispositifs plus sécuritaires. Ma mère aux couches, comme ma fille de douze mois ! J'ai rapidement remis les manches. Ce jour-là, je n'ai pas eu le courage de lui mettre une autre tenue. Nous ferions notre promenade, silencieuses, en robe de chambre.

Je la sentais si petite ; elle rapetissait tellement que moi, qui ne suis pas grande, je pouvais maintenant l'entourer de haut et la protéger lorsque nous partions ainsi, collées l'une à l'autre. De geste en geste, d'apprivoisement en apprivoisement, j'ai appris à mieux l'embrasser, moins furtivement qu'avant, du fond de moi-même, en la serrant dans mes bras. J'ai appris aussi à ne pas avoir peur de la regarder dans les yeux, comme si j'allais chercher l'envers du reproche, le plus-loin-que-le-reproche. Et j'ai découvert, au cœur du contact physique avec elle, une sorte de communication du silence, plus complète que la parole, plus fidèle à notre relation primitive, celle d'une fille avec sa mère. Nous attendions cela depuis très longtemps, elle et moi.

C'est ainsi que nous avons expérimenté la sérénité de nos longues promenades au bord de la rivière, le bras autour de ses épaules, portées par une certaine poésie. Comme si elle était ma petite et moi, sa grande. Et ces longues promenades dans le cadre contemplatif de l'eau qui coule nous aidaient, je crois, à dépasser la réalité visible du quotidien.

La période de latence

UNE PÉRIODE HEUREUSE

Pour la première fois, je commençais à me sentir à l'aise; j'avais enfin le sentiment d'être une fille bonne et aimante pour sa mère. Je crois que je n'avais jamais éprouvé ce sentiment-là auparavant. J'avais plutôt la lourde impression que, quoi que je tente de faire, il était impossible que je la satisfasse. Graduellement j'ai ressenti que moi-même, adulte en expansion, j'avais toujours besoin d'elle. Comme si le temps n'était pas encore venu de m'en passer pour de bon. Ce besoin, c'est surtout en la quittant qu'il se manifestait. Si les arrivées étaient investies d'un certain rite, les départs l'étaient aussi. Au moment de partir, nous la reconduisions dans sa chambre, mais elle n'y restait pas et nous suivait, jusqu'à l'escalier. Il n'est pas une fois où je n'ai eu l'inquiétude qu'elle ne retrouve son lit. Elle se tenait là, comme une momie, à regarder vers le bas, comme au bord d'un précipice attirant, à accumuler les «au revoir», comme s'il se pouvait que ce fût le dernier. Il arrivait qu'elle pleure en nous quittant. Pour moi, c'était un véritable déchirement, car il me semblait que c'était l'absurdité de son état qui coulait sur son corps abandonné.

Paradoxalement, ce déchirement resserrait mon lien avec elle, mon besoin d'elle, et cela me réconfortait de découvrir que moi aussi j'étais une fille attachée à une mère. J'avais encore des choses à vivre avec elle avant de la laisser partir. J'avais encore du travail à faire pour démêler les nœuds que nous avions soigneusement serrés ensemble. Elle savait que j'avais encore besoin de temps!

C'est en relatant ces souvenirs que je réalise le contraste entre mon vécu de l'année précédente, notre désespoir à toutes deux, et le répit qui nous était désormais accordé. Et je reconnais que c'est en grande partie grâce au personnel de l'hôpital que nous avons pu nous donner le temps, grâce à leur acceptation, aux soins extrêmement aimants dont ils l'ont entourée, sans démenti, et à l'absence absolue de culpabilisation de leur part. C'est considérable !

UNE PÉRIODE DIFFICILE

Mes visites n'étaient pas seulement réconfortantes, loin de là ! Au sentiment d'être une bonne fille, se superposait celui d'être inutile. Il n'est pas facile de s'asseoir en face d'une personne qui ne parle pas et qui semble vous ignorer, pendant deux heures. Vous avez beau tricoter des chandails, des mitaines, des tuques, des robes, cela demeure un bien mince contact. Elle aimait regarder les cahiers de tricot, les layettes surtout, manifestant encore quelque intérêt pour les «beaux bébés». C'est pourquoi, le plus souvent possible, j'emmenais ma fille, beau bébé actif et vivant dans ce milieu blessé. Elle égayait le département de ses éclats trop bruyants, de ses courses à petits pas, et c'était savoureux de voir Lorette pousser la poussette d'un geste connu. Plus tard, ma fille fut conquise par le plaisir et la nouveauté des promenades en fauteuil roulant avec sa poupée. Et nous passions ainsi d'une chambre à l'autre, Lorette allant cueillir les félicitations de tous et chacun, faisant admirer son bébé et le bilan de ses progrès en taille et en parole d'une patiente à l'autre. Quand nous allions dans le jardin, Isabelle, instinctivement, prenait la main de sa grand-mère, alors qu'elle refusait obstinément d'accorder cette faveur à qui que ce soit qui ne fût Papa, Maman, Coco ou Marraine. Il y avait quelque chose de dramatiquement touchant dans cette image d'une toute petite conduisant d'un air protecteur cette vieille au pas hésitant, à la raison vacillante, sinon éteinte.

Mais, avec ou sans ma fille, il y avait des moments où l'obligation de la visite prenait le pas sur le plaisir de la savoir encore vivante. Il faut le reconnaître, il y a là quelque chose de très difficile à vivre. On se sent ingrate, mesquine, pas généreuse du tout. Michel et Guillaume ne trouvaient pas, dans nos tête-à-tête, le même sens que moi. Michel n'avait jamais eu de lien véritable avec sa belle-mère. Au contraire, de nombreuses réalités les séparaient l'un de l'autre. De sorte que visiter cette femme sur son déclin représentait pour lui un devoir, et j'en étais bien consciente. Pour Guillaume, qui avait été beaucoup admiré par elle, les choses pouvaient être différentes. Mais cette métamorphose de sa grand-mère, ce milieu impressionnant dans lequel il fallait baigner, rien de cela ne pouvait plus guère attirer un enfant de dix ans auprès d'elle, fût-elle sa grand-maman. Tous deux venaient avec moi, pour moi surtout. Et je le savais. Je le sentais de telle sorte que j'essayais de trouver des moments libres de tout projet familial, pour aller la voir.

Pas une fois, je suis partie à la campagne, en fin de semaine, sans me sentir coupable d'aller me reposer, m'amuser, goûter à la vie, alors que je l'abandonnais là, dans son hôpital. Encore aujourd'hui, j'ai du mal à traverser le pont de l'autoroute des Laurentides sans chercher des yeux le dôme de la prison de Bordeaux, témoin manifeste de la solitude des gens d'en face, à l'hôpital où ma mère vivait. Fort heureusement, je pouvais compter sur l'appui et la compréhension de Michel qui allégeait ma charge sans jamais discuter. Il gardait les enfants, me conduisait, prenait sur lui la marche de la maison pour me laisser du temps avec elle. Il était là également quand je sortais de l'hôpital en pleurant, submergée par le cumul des chocs contenus. Il me recevait, sans jugement, au fil de nos tumultueux méandres. Cela me permettait de survivre avec elle et sans doute me donnait le soutien nécessaire pour aller encore plus loin. Il nous restait si peu de temps, et nous partions de si loin, elle et moi ! Cela, il le comprenait mieux que personne.

En dépit de cet allègement, de cet appui, de ces conditions favorables, comment passer sous silence ce décompte inévitable que l'on fait malgré soi : « Est-ce que j'y vais assez souvent ? Est-ce que je peux y aller plus souvent ? Est-ce que je partage suffisamment le tour des visites avec mes sœurs ? Que va penser le personnel ?

Me considère-t-on comme bien d'autres, comme celle qui a «placé» sa mère pour s'en débarrasser? Quelle est la norme? À partir de combien de fois par mois sommes-nous une famille aimante?» Cela peut durer... durer... dix ans... vingt ans! Allais-je tenir le coup tout ce temps à ce rythme-là? Convaincue subitement que Maman pouvait vivre ainsi encore dix ans, je relâchais, je m'accordais un répit de quelques semaines, jusqu'à ce que la culpabilité l'emporte et me hante à tel point que je ne trouvais d'apaisement qu'à la porte de sa chambre, enclenchée dans un nouveau cycle. Fort heureusement, à trois, on peut prendre la relève quand l'une flanche ou se sent usée. Seule, ce doit être beaucoup plus difficile à assumer.

Même à trois, se posait inévitablement le problème des vacances. Peut-on partir? S'il arrivait quelque chose, je ne serais pas là! Mes sœurs partent aussi en vacances, il n'y aura personne. Commence alors le magasinage des amis qui pourraient nous relayer pour combler l'absence. Une amie, une cousine, une vieille connaissance, et puis, il y a toujours le téléphone. C'est dans ces dispositions que finalement je consentais à la quitter, que je courais le risque de m'en aller, en conjuguant les dates, et en m'assurant d'une certaine permanence auprès d'elle, condamnée à emporter malgré tout l'inquiétude au bord de la mer.

Il y avait aussi les jours tristes où elle pleurait. Il fallait la consoler, comme une petite fille esseulée. Sept dames sont mortes dans sa chambre durant les vingt-six mois de son séjour. On ne vit pas à côté de la mort comme cela sans la sentir rôder autour de vous. Maman la voyait venir, l'entendait passer, parfois mieux que le personnel. Un matin, elle s'est tenue près du lit de son amie Clara en étirant compulsivement les draps au pied du lit. Clara n'allait pas plus mal, ce matin-là. Et pourtant, Maman n'a pas quitté le pied du lit, célébrant ainsi dans un rituel à répétition le souvenir de leurs regrettées chicanes de pantoufles perdues. À midi, Clara est morte! Et, ce jour-là, Maman a pleuré, à gros sanglots.

L'ABANDON DU COSTUME DE SCÈNE

Ces gros sanglots ne me paraissaient plus cacher du désespoir, mais de la peine, seulement de la peine, à l'état brut. C'était presque un soulagement de voir le voile tomber de ses émotions, de voir qu'elle arrivait enfin à les exprimer sans la retenue des convenances, sans avoir à brandir l'étendard de la femme forte. Comme si la mort des unes et des autres, le répit de la parole abandonnée, le retrait de la vie publique, avaient rendu à ma mère sa capacité de ressentir. Je n'ai pas de preuves de ce que j'avance ici. Ce ne sont que les impressions d'une fille qui a connu sa mère si retenue, si avalée, si forte, et qui la voit soudain dépourvue et vulnérable.

En même temps, elle s'était mise à maigrir. Elle si grasse, à la diète depuis trente-huit ans que je la connaissais, elle avait fondu. Comme si elle pouvait enfin se permettre de perdre ses couches protectrices, son ultime bouclier. C'est probablement l'unique progression de la maladie, me diront les médecins. J'aime penser qu'elle n'avait peut-être plus besoin de se prémunir.

L'agonie

LE COMPTE À REBOURS EST DÉCLENCHÉ

Un jeudi de septembre, téléphone de l'hôpital. L'infirmier en chef du département a constaté que l'état de Maman s'est beaucoup détérioré. Elle ne réagissait à aucune médication. Le compte à rebours était commencé semblait-il. « Si vous voulez la voir vivante, il faudrait peut-être venir maintenant. » Ça, ce fut la douche froide ! On a beau s'y attendre, savoir que ça approche, c'est malgré tout bouleversant. Je me suis mise à pleurer, à trembler, je voulais la voir sur-le-champ. Il était onze heures du soir. Je ne parvenais pas à contrôler ma réaction, j'étais dépassée.

Nous sommes arrivés à l'hôpital, Michel et moi, dans cette atmosphère de nuit, pas feutrés, les veilleuses remplaçant les plafonniers, les ronflements se substituant aux gémissements. Derrière son rideau, Maman dormait, secouée de la tête aux pieds par une forme de tremblement inexpliqué. Je la trouvais petite et seule. On ne la reconnaissait plus ; un masque s'était déposé sur son visage. Elle ne savait pas que j'étais là, elle dormait et j'avais peur de la réveiller. Je ne pouvais rien faire d'autre que la regarder dormir et apprivoiser cette image, me laisser pénétrer par elle. Comme si la distance s'emparait de moi, la distance d'un processus plus fort que la volonté, la distance d'un choix qui appartient au sens de l'humanité, et qui vient à bout de tous les efforts, aussi surhumains soient-ils. Et cette distance, elle était incrustée là, dans le masque qui figeait son visage vivant, dans cet écran qui me faisait penser qu'elle était déjà loin. Quelque chose d'incontrôlable était commencé et c'est à force de regarder, de contempler cet écart entre elle et moi que j'ai fini par y participer aussi. Un peu plus loin encore, Maman était occupée à vivre quelque chose dont j'étais exclue : c'était son affaire ! Le silence, l'ambiance, la contemplation de cette femme au souffle précipité, prête à franchir le dernier pas, tout cela me criait sans équivoque qu'il était grand temps que j'accouche de mon lien avec elle.

Quelle coïncidence ! Depuis neuf mois, j'étais en gestation, comme si l'anticipation de notre séparation m'avait malgré moi fécondée. Soulagée de partager enfin la souffrance de ma mère avec d'autres, j'avais résolu de m'occuper un peu de moi, de me donner un soutien dont j'avais été privée trop longtemps, d'aller chercher, moi aussi, des soins. Les événements de ces dernières années, mes luttes sauvages avec la peur de souffrir, m'avaient épuisée, vidée, desséchée. C'est ainsi qu'au mois de décembre précédent j'avais entrepris d'y voir un peu plus clair dans ma vie intérieure. J'avais fait le saut en psychothérapie.

LA RÉCONCILIATION

Le jour où le compte à rebours a commencé, je participais avec Michel à une session de croissance pour les couples animée par deux thérapeutes. Il s'agissait de cinq jours d'activités autour de nos familles d'origine, des rapports que nous avions établis avec elles et de leurs répercussions dans notre couple. Dans ce contexte-là, la mort de Maman prenait une dimension toute particulière. Malgré mes bonnes intentions de ne pas envahir le groupe avec mon problème, je n'arrivais pas à retenir mon angoisse en face de ce qui m'attendait et j'étais habitée par une gamme de sentiments fort ambivalents.

Ce matin-là, trois mots ont suffi à exprimer le sentiment d'urgence qui me hantait : « Maman va mourir. » C'était comme une explosion. J'étais au bord du précipice et mes moyens habituels m'échappaient. Michel était malheureux de me voir souffrir. Depuis la veille, il m'incitait à aller jusqu'au bout de mes initiatives alors qu'il était encore temps. Lui comme moi, nous savions le moment décisif, et, malgré son soutien, je n'étais pas d'attaque. Moi qui avais tant fait pour étouffer et endormir ma peine quand j'avais perdu Papa, voilà que j'hésitais à me retrancher derrière mon silence et ma placidité d'antan. Depuis neuf mois, j'apprenais à laisser circuler le plaisir et la douleur, si bien que je ne savais plus très bien refermer la porte, et que je tremblais devant l'inévitable. Si quelque chose devait se passer entre cette femme et moi, c'était le moment. Ma détresse tenait autant à la menace d'affronter ma relation avec elle en face, qu'à la tristesse que son départ m'infligeait.

Malgré l'animal farouche que je suis en face de la blessure possible, acculée à mes derniers retranchements, je puisai dans mon histoire. L'heure était à l'urgence. Toute ma vie, j'avais cru devoir faire un choix entre père et mère, un choix impossible pour un enfant qui a besoin des deux. J'étais traquée, immobilisée: je ne pouvais pas me résigner à sacrifier l'un des deux, mais il fallait bien vivre et trouver une façon de grandir. Ma solution avait été d'incarner, tant bien que mal, une superenfant qui comblerait leur vide, qui harmoniserait leurs échanges, qui prendrait sur elle de rendre tout ce monde heureux.

À tort ou à raison, j'avais essayé, toute petite, de rendre mon père heureux en lui donnant une petite fille cajoleuse qui le séduirait, qui remplacerait auprès de lui cette compagne exigeante. Mais cela, une petite fille ne peut pas y arriver. C'est au-delà de ses forces, de ses capacités, de ce qu'elle a à vivre.

À tort ou à raison, j'avais aussi tenté de rendre ma mère heureuse en la comblant dans ses aspirations, en faisant taire mes folies d'enfant pour réussir à l'école, exceller au piano, remporter les prix du conservatoire Lassalle, accéder haut la main à l'université, bref, réparer à sa place, ses frustrations. Mais cela, c'était payer très cher un baume qui s'était révélé, il faut le reconnaître, une fausse solution bien lourde à porter pour moi.

C'est difficile et douloureux pour un enfant de sentir que ses parents n'ont pas accès à la part de bonheur qu'ils sont en droit d'espérer. C'est le lot de bien des petits, de ceux que nous avons été et de ceux que nous avons mis au monde, que de vouloir rendre les parents heureux. Il m'a semblé que mon père ne m'avait pas assez protégée des exigences de ma mère. Pour la première fois, je reconnaissais que je lui en voulais, après l'avoir toujours excusé au détriment de sa femme que j'inculpais. Sans doute m'avait-il protégée, déjà, discrètement, trop discrètement peut-être. Mon père était un petit, un homme de l'ombre. Il adorait ses filles, en sourdine, comme il se doit, dans la part d'attachement que lui concédait sa femme. Le regard de ma mère était omniprésent. Elle nous épiait, guettant les moindres rapprochements entre nous. J'ai compris que tant qu'elle était là, rien ne pouvait se passer entre lui et moi. Rien de bon... Rien de mauvais... Rien ! Même pas le chagrin de l'avoir vu mourir !

À l'aube de la mort de ma mère j'étais fatiguée de la porter, fatiguée de ne pas la satisfaire, fatiguée de n'être pas à la hauteur, fatiguée de ne pas pouvoir la sauver. Ce midi-là, je ne suis pas allée la voir parce que j'étais fatiguée, si fatiguée. Je lui demandais d'accepter mon épuisement ; je lui demandais de comprendre, de comprendre au-delà de la raison, de comprendre d'un élan qui lui ferait ouvrir les bras plutôt que me pointer du doigt, de me comprendre et de m'accueillir pour me dire seulement qu'elle acceptait ma fatigue, pour une fois sans reproche. Vidée de tant d'aveux, je me suis laissé bercer, entourer, embrasser, comme une nouvelle accouchée. J'émergeais d'une longue et épuisante délivrance.

ÊTRE FILLE SANS DEVOIRS NI RESPONSABILITÉS

À partir de ce jour, tout a changé avec ma mère. J'ai eu besoin de profiter d'elle pour moi, et je me suis mise à l'aimer, sans devoirs ni responsabilités. Ce soir-là, je suis allée la voir avec Michel. On l'avait laissée dans sa chaise jusqu'à mon arrivée. Elle tenait assise par une sangle qui la maintenait au dossier de sa berceuse. La tête penchée par-devant, elle émettait un petit son saccadé, une sorte de plainte bien courante et connue de ceux qui arpentent les couloirs d'un tel hôpital. C'est une incantation venue du fond de l'âme, la voix d'une flamme qui vacille et s'endort. Elle semblait apparemment occupée à regarder sa main gauche qui, malgré elle, ne cessait de frapper son genou par petites secousses cadencées au rythme de son flux nerveux. À la même cadence, les genoux maigres s'entrechoquaient sans répit. Mais son regard était ailleurs, bien au-delà de nous, plus loin qu'au fond d'elle-même. Un regard d'un autre type! Depuis la porte, je suis restée figée, impressionnée. «Mon Dieu! Quelle pitié!» Trente secondes... Une minute... Je suis enfin arrivée à m'approcher d'elle, et je me suis agenouillée à ses pieds pour qu'elle n'ait pas à lever la tête pour me regarder: «Bonjour, Maman... C'est Édith! Je suis venue voir comment tu allais. As-tu du mal?» J'essayais de percevoir, au travers de ce gémissement indéfini, l'indice d'une communication avec moi, le signe, même infime, que cette mère avait reconnu sa fille. Il me semblait avoir entendu quelque chose, j'ai repris: «As-tu du mal?» «Non!» Quel soulagement! Elle me répondait et ne souffrait pas. Se peut-il qu'on ne souffre pas dans cet état?

Quelque chose se passait que je ne comprenais pas, une fois de plus. Elle était tordue, absente, crispée, et elle ne souffrait pas. Elle était encore vivante. À genoux devant elle, je caressais sa main, j'essuyais sa joue et je me résignais à ne pas comprendre. Je la regardais et cela suffisait largement. J'avais besoin de laisser couler sur elle ce nouveau regard que je ne connaissais pas. Puis une idée complètement incongrue me vint à l'esprit: la bercer, comme elle l'avait tant fait quand j'étais petite.

Nous avons tiré le rideau: les hôpitaux et leurs habitants n'ont pas l'habitude de ce genre de contact. Nous nous sommes cachées, sans faire de bruit comme si nous avions à commettre un geste illégal, condamnable. Michel l'a prise et l'a déposée dans mes bras, comme on présente un enfant à sa mère. J'ai appuyé sa tête chaude dans le creux de mon épaule et j'ai senti son petit souffle saccadé effleurer mon cou. Ses cheveux blancs me caressaient la joue et j'y découvrais une douceur semblable à celle que j'éprouvais lorsque j'endormais ma fille. Je la tenais serrée sur moi et, peu à peu, j'ai vu sa spasticité céder devant la chaleur, le contact de nos corps reconnus. Doucement, religieusement, je l'ai bercée, portée par les vagues d'une énergie chaude et nouvelle qui coulait de source dans les recoins de mon cœur de fille. Les images de ma mère douce que j'avais oubliées me revenaient une à une, son plaisir à me bercer, à m'embrasser, à prendre ma tête entre ses mains, là, sous le menton, et j'entendais ses chansons.

L'idée folle m'est venue aussi de lui chanter les berceuses qu'elle me chantait : *Les Langes blancs*, *Le Petit Journal rose*, *Il était un petit navire*, etc. Alors, un miracle s'est produit, de ces miracles possibles seulement sur les rivages de l'au-delà. Pour me dire enfin qu'elle m'avait comprise et d'un langage qu'elle me savait capable d'entendre, elle a chanté avec moi, d'une petite voix saccadée et fébrile, mais d'une voix que j'ai très bien reconnue. Je sais qu'elle a chanté avec moi, je l'ai entendue, Michel aussi. Elle a chanté avec moi, ce soir-là ! Je la sentais enfin heureuse ! Je l'ai gardée sur moi jusqu'à ce qu'elle me pèse trop lourd. Puis nous l'avons mise au lit en chuchotant pour ne rien briser de ce mystère inestimable. Elle s'est endormie, paisible.

Pour la première fois, je suis partie apaisée, réconciliée, remplie du sentiment d'être son enfant, d'être enfin la fille d'une mère. Au cours de ce voyage au creux de mon enfance, ce matin-là, j'avais accouché de ma mère et peut-être d'une fille neuve, à trente-huit ans !

PROFITER D'ELLE EN TANT QUE FILLE

Son agonie a duré deux mois. Deux mois, pour profiter d'elle en tant que fille. J'allais la voir, je me couchais à côté d'elle, et je passais ses bras autour de moi, comme j'aurais voulu qu'elle fasse, spontanément, si elle avait pu. Et je me chantais ses chansons… Je goûtais le plaisir d'être entourée par elle. Je n'allais plus la visiter par devoir, j'avais besoin de son contact. Je prenais d'elle avidement tout ce qui m'avait manqué. Je lui ai dit et redit que je l'aimais, moi-même étonnée de tant d'aveux. Et je sais qu'elle m'entendait. Ma facilité à lui parler, à la toucher, à m'approcher d'elle, me surprenait chaque fois. Pourquoi avoir tant attendu?

Témoin de notre reconnaissance, cette conversation entre deux patientes, amies de Maman, confuses comme elle. J'étais agenouillée devant elle comme j'avais pris l'habitude de le faire quand elle était assise, pour en être plus proche. Dans la porte de la chambre, Madame M. et Madame T., toutes deux étonnées de ce spectacle. «Regardez: elle lui prend la main, puis elle la caresse… Maintenant, elle passe la main dans ses cheveux.» «Oui, dans ses cheveux.» «Puis elle la regarde, elle la regarde tout le temps!» «Tout le temps.» Comme dans les tragédies grecques, chaque parole de l'une, reprise par l'autre, faisait écho à mes gestes. Je sentais, dans leur regard évadé, un consentement, un regret peut-être, quelque amertume et une certaine envie. Tout cela était si étrange!

Un jour – c'était un jeudi –, elle m'a regardée longuement, dans les yeux. Très lentement, de sa main haletante, elle a fait le tour de mon visage, de mes cheveux, comme pour bien reconnaître son œuvre. Puis, alors qu'elle ne parlait plus depuis des mois, elle m'a dit: «T'es donc belle!» Ce fut la dernière fois que j'entendis sa voix. Le reste du temps a servi à ressentir ma peine de la quitter, de me savoir orpheline, comme disait si bien Guillaume, mon fils de dix ans.

TU PEUX PARTIR SANS MOI

De jour en jour, je ressentais l'obsessionnelle nécessité de me trouver à ses côtés. Le soir venu, je la quittais à regret, inquiète de ce qui pourrait arriver en mon absence. Au fond de moi-même, je n'avais pas encore accepté de la laisser partir sans moi. Comme si, par cette présence ultime, j'allais racheter toutes mes absences.

Je m'assoyais à côté d'elle et je guettais le moindre souffle, la moindre interruption. Je comptais les secondes. J'étais aux aguets de cette mort voleuse qui pouvait surgir à tout moment. Cela jusqu'au jour où j'ai reconnu que j'imposais à Maman un drôle de dilemme : je la privais peut-être de mourir à son rythme, avec qui elle voulait, quand elle voulait. Il me fallait abandonner ça aussi. La quitter vraiment, c'était aussi lui remettre sa mort.

Ce jour-là, j'ai pu lui donner explicitement la permission de partir sans que je sois là. « Ne te sens pas obligée de m'attendre. Tu peux partir quand tu voudras. Maintenant, je sais que je t'aime, tu le sais aussi, et si tu pars sans moi, cela n'affectera pas notre attachement. » J'ai par la suite ressenti une profonde tristesse, douce et chaude, une tristesse en accord avec la permission que je venais de lui donner. À partir de maintenant, Maman pouvait mourir à toute heure. C'était un vendredi.

Maman s'est éteinte le lundi matin, sans moi, quinze minutes après l'arrivée de son infirmier de jour, avec lui, un seize novembre.

La mort

ENFIN ABANDONNÉE !

Depuis quinze jours, nous savions que la mort était imminente. Maman respirait de plus en plus mal, de plus en plus bruyamment, et elle maigrissait de façon spectaculaire. Elle qui avait toujours été bien en chair, elle ne pesait plus qu'une trentaine de kilos. Je n'oublierai jamais le jour où j'ai soulevé le drap pour la regarder dans son entier. Elle était couchée sur le côté, et j'ai vu un gros trou, sous la hanche, et deux cuisses qui ne se touchaient plus, et d'énormes genoux, comparés au reste des jambes. Curieusement, ce corps-là, dépouillé de tout artifice, ne me répugnait plus. Une impression de fragilité et d'abandon s'en dégageait. Pour moi, c'était important de la voir enfin sous ce jour-là. Une petite femme qui allait chercher notre tendresse, notre envie de la protéger et de l'entourer, un être fragile. La femme forte avait enfin rejoint la petite fille, et je crois que c'est vraiment le signe que la mort est proche, quand l'enfant se confond avec l'adulte.

Ma sœur lui avait enregistré de la musique, celle qui lui était familière. Des *Tantum ergo*, des *Ave Maria*, ceux que mon père avait chantés dans les églises, durant cinquante ans de sa vie; des valses de Chopin, des sonates de Mozart, celles que nous jouions à nos quinze ans; des petites chansons d'enfant, celles qu'elle nous avait apprises à nos âges tendres.

Moi, je me couchais à côté d'elle pour la réchauffer, une main sur son front, l'autre sur sa poitrine, afin que circule entre nous l'énergie de la tendresse. Et je la caressais. Durant des heures, je la câlinais.

Quand on m'a téléphoné pour me dire que je n'avais plus besoin de me hâter, il était huit heures du matin. Je l'avais laissée, la veille, vers vingt-trois heures, confiante; ses signes vitaux étaient très bons, meilleurs que la veille, meilleurs que l'avant-veille. Alors que Michel m'emmenait à l'hôpital, je pleurais doucement, considérant que c'était bien ainsi, qu'elle soit morte avec ceux qui avaient été le plus près d'elle durant ces deux dernières années, avec ceux qui avaient noué avec elle une belle affection gratuite. Parce qu'ils l'avaient beaucoup aimée, parce qu'ils s'y étaient beaucoup attachés, parce qu'ils l'avaient beaucoup entourée.

Dans le couloir du 2300, on s'affairait aux activités du matin: branle-bas général des petits-déjeuners, changements de lits, toilettes. Au passage, on me regardait, on se taisait, on s'écartait pour me laisser passer. Tout le monde savait que Lorette venait de mourir, un quart d'heure plus tôt! En entrant dans la chambre, j'ai été prise de recul. Déjà, par la fenêtre, dehors, j'avais remarqué son rideau tiré. Ce rideau tiré, c'était l'écran, la dernière chance de reculer, de ne pas voir, d'éviter, comme j'avais si bien réussi à le faire, dix ans auparavant! J'ai eu peur de la voir, comme si la mort pouvait m'attaquer, me sauter dessus. J'ai agrippé le bras de l'infirmier quand il a poussé le rideau.

VOIR LA MORT, LA REGARDER, LA TOUCHER

Elle était là, exactement comme je l'avais laissée la veille, la bouche entrouverte, les yeux mi-clos. La seule différence: elle ne respirait plus. Aucune trace de lutte, de souffrance. Elle était là… seulement là! Et j'ai survécu à cela, et je me suis approchée d'elle. Des sueurs avaient séché sur sa joue. J'ai eu envie de la laver, de la coiffer. J'avais besoin d'en prendre soin, une dernière fois. Une débarbouillette était suspendue à son lit: celle que j'avais utilisée la veille pour la rafraîchir. J'ai pris soin de l'humecter d'eau tiède, comme si la fraîcheur de l'eau avait pu la réveiller. Il me semblait que cela la réchauffait de me sentir là, occupée à la soigner. Puis je l'ai coiffée, parfumée. Sa tête avait creusé l'oreiller, et ce creux dans le duvet blanc prenait l'allure d'un nid d'oiseau. J'ai essayé deux fois, trois fois de lui fermer les yeux; imperceptiblement, les paupières, maintenant de papier de soie, se relevaient, me forçant une fois de plus à faire face à l'immobilité, au temps désormais figé pour elle. À la soigner ainsi, sa chaleur encore présente m'apparaissait le bien le plus précieux.

L'idée m'est venue de la garder chaude, de prolonger ses traces de vie, jusqu'à ce que ma sœur arrive. Elle venait de loin ; elle ne serait pas là avant vingt minutes. Cela pourrait suffire à la refroidir. Alors, avec la complicité de Michel, je me suis couchée à côté d'elle comme je l'avais tant fait ces derniers temps. Je me suis laissé pénétrer de son immobilité, de sa vie retirée ! Je l'ai sentie sur ma joue, dans le creux de mes bras, au cœur de mon ventre, le long de mes cuisses, jusqu'à épouser son silence. Cela était doux et bon. Ainsi allongée à ses côtés, fusionnée à elle une dernière fois, j'ai compris que je ne pouvais pas la garder chaude indéfiniment. J'ai dû accepter aussi de la laisser refroidir. Ma sœur est arrivée, une amie. Nous avons pris le temps de la regarder, de nous dire des choses.

Nous avons pris le temps de pleurer auprès d'elle, de nous prendre dans les bras d'une sœur à l'autre comme jamais nous n'avions osé le faire quand elle vivait. Nous avons pris le temps de la voir morte. Nous avons pris le temps de toucher son silence. Elle ne répondrait plus ! Nous avons pris le temps...

ON AURAIT PU NOUS L'ENLEVER

L'infirmier nous a alors invités à passer à l'admission pour régler les papiers. Michel, qui avait été bénévole dans une unité de soins palliatifs, savait qu'on profite en général de ce moment-là pour faire disparaître le corps. Cette pratique vise à ménager les émotions de la famille : c'est plus discret, on évite ainsi que les pleurs ne s'expriment trop bruyamment.

Pleurer, pour moi, c'était tellement plus libérateur que d'avaler, d'autant plus que nous avions suffisamment approché cette mort pour ne pas être étranglés par la surprise. Nous avons donc demandé d'assister et de participer à son départ définitif. Ils étaient surpris : cela ne s'était jamais fait. « Êtes-vous sûrs que vous voulez participer à cela ? Ça peut vous impressionner. Vous n'avez pas l'habitude. » « Mais ça consiste seulement à la mettre au linceul et à lui faire quitter la chambre ? » « Oui ! » « Eh bien, on peut l'accompagner là-dedans. Je trouve ça important de l'envelopper ! » Ils ont apporté une petite civière étroite qui attendait près de la porte, et un linceul blanc, en plastique. Tout cela s'est passé comme un rituel, un tendre rituel, dépouillé, parsemé de très beaux gestes. Ses deux infirmiers l'ont tendrement, religieusement découverte, ils l'ont lavée, et tous ensemble, nous l'avons mise au linceul.

La coutume veut qu'on les déshabille : ça, je n'ai pas voulu. J'avais peur qu'elle ait froid dans son plastique ! Puis nous l'avons recouverte, de la tête aux pieds, comme une statue précieuse. Et ils l'ont emmenée. Nous sommes restés devant le lit vide à contempler l'absence et le creux dans l'oreiller. Quand nous nous sommes sentis prêts, nous sommes allés régler les papiers.

Je crois que ces images-là sont nécessaires, infiniment plus apaisantes que le vide de ne pas savoir, de n'être pas là, d'éviter, et de fermer les yeux. Car, au cœur de la douleur et du vide, il y a des tendresses libérées, des choses jamais dites, un sentiment d'harmonie entre la vie et la mort.

Une fois les formalités administratives accomplies, nous sommes revenus à la chambre pour disposer de ses quelques affaires, et surtout, pour nous séparer de ses compagnes qui, elles aussi, vivaient un deuil, un deuil qui les rapprochait de leur propre mort. Elles étaient tristes, isolées les unes des autres, chacune pleurant abondamment dans son lit.

Madame M. ne comprenait pas pourquoi la petite Lorette, la pauvre petite fille de presque vingt ans sa cadette (Madame M. abordait ses quatre-vingt-quatorze ans), était partie avant elle voir sa bonne mère. Comment imaginer que l'ordre des départs ne fût pas mieux respecté ? Nous avons distribué entre elles quelques articles ayant appartenu à Maman, des parfums, des fleurs, etc., puis nous les avons quittées.

Journal du deuil

LUNDI : LA DÉSORGANISATION

Quitter un hôpital où, pendant vingt-six mois, j'ai vécu angoisses, surprises, inquiétudes et réconciliation, quitter ce sanctuaire de l'espoir et du désespoir, cela n'est pas négligeable. En passant cette porte, je sens bien l'impact de la dernière fois.

Le ciel est gris, le vent frisquet. La voiture dans le terrain de stationnement connu. Le sac en plastique aux rayures roses fourni gracieusement, chargé des robes de nuit gaies et fleuries, des pantoufles déguisées en souliers, des colliers et des photos. Puis le boulevard Gouin. La prison de Bordeaux derrière nous déjà, le boulevard de l'Acadie, le rond-point. Me revoilà dans la vie, une mère en moins, dans ce quotidien banal qui s'agite autour de moi. Je retrouve curieusement l'impression de mes sorties d'hôpital quand, malade à mon tour après dix jours, quinze jours, j'avais été immobilisée dans un lit. J'en sortais égarée, effarée par la vitesse, désorientée. Je suis étrangère dans ce monde pourtant connu. Il me semble avoir perdu mes réflexes. Il faut arrêter aux feux rouges, bien sûr ! Est-ce que j'ai faim ? Il est midi. Je devrais avoir faim. Mon Dieu ! Que faire aujourd'hui ? Non, je ne peux pas donner mon cours. Je ne suis pas là, je suis ailleurs, quelque part, ni ici ni là-bas. Je flotte. Non ! J'erre ! Oui, c'est ça. Itinérante au cœur fané. Il faut acheter des fleurs. C'est très important, les fleurs. Puis c'est vivant. De belles fleurs aux tons d'automne. Non, rien de mortuaire, de la fraîcheur, des fleurs sauvages, pas trop lourdes, que les enfants pourront porter ! Puis pourquoi pas une plante pour moi ? Un cyclamen, c'est beau et c'est triste. Ça me convient parfaitement. Je sors du magasin les bras chargés d'une verdure mandatée de prolonger le souvenir.

Il y a de ces coïncidences qui ne se produisent qu'en ces jours de deuil. Des coïncidences qui vous disent qu'on ne vous oublie pas, qui vous disent que des forces, dans l'Univers, veillent sur vous. Jacqueline, une amie analyste, artisane de ma délivrance relatée plus haut lorsque, en groupe, j'avais mis de l'ordre dans mon histoire – je ne l'avais pas revue depuis cet épisode de septembre – Jacqueline est là devant moi, rue Laurier, par hasard ! « Jacqueline ! » Je cours à sa voiture, elle allait démarrer. « Jacqueline, Maman est morte ce matin ! » Je n'ai rien d'autre à lui dire. Rien d'autre à faire que de me laisser caresser par sa joue de femme. Qui donc avait pu lui dire de se trouver là, à cette heure précise où j'allais traverser la rue ? Qui donc lui avait dit de se trouver là pour me faire goûter la douceur des femmes, le réconfort des femmes, la connivence des femmes ? Il a suffi d'un moment, d'un regard, d'une caresse pour me faire pressentir qu'en tant que femme quelque chose d'indispensable venait de se passer en moi. Quelque chose d'indispensable qui pourrait bien ressembler à une libération, à une mise au monde en tant que fille, à un décollage en tant que femme.

Au restaurant, je me sens tout à fait gaie comme une jeune fille. Je ris, je trouve hilarante la moindre plaisanterie, et je me moque de me voir si détonnante en ce jour. Où donc avez-vous rangé vos convenances, madame, celles que votre mère vous a si soigneusement inculquées ? Je suis désorganisée, déstabilisée, fébrile. Décidément, je n'aurais jamais pu donner mon cours !

Mon lien le plus primitif vient d'être rompu ce matin. Je ne sais plus très bien ce qui est vrai de tout cela. J'ai l'impression d'être ailleurs, trempée dans une atmosphère imprégnée de morphine. J'ai besoin de points de repère pour retrouver le contact, reprendre pied, sentir le sol. Heureusement, nous avions pressenti cet état étonnant dans lequel peut plonger le deuil. Déjà, six mois plus tôt, en juin, nous nous étions réunis, ceux qui tenaient à elle et qui pouvaient être là, pour inventer un rite funéraire à notre image et à la sienne, un rite qui nous ferait du bien, un rite qui nous aiderait à faire le passage. Puis, nous n'avions nullement l'intention de nous faire voler la mort de Maman, ni par l'hôpital, ni par l'Église, ni par les salons funéraires. Nous n'avions pas, à ce moment-là, pris de décision définitive. Nous nous étions posé des questions autour de l'incinération ou de la mise en terre, de l'exposition au salon tombe ouverte ou fermée, du sens de cette exposition dans le processus de deuil, des fleurs et des dons, et nous avions tenté d'imaginer ce qu'elle aurait aimé, pour elle et pour nous. Cette soirée d'échange fut, une fois de plus pour moi, un révélateur de mon lien avec elle. L'idée de sa mort me faisait mal. Et son départ allait laisser un vide, d'autant plus grand à l'époque que je n'avais pas encore franchi certaines étapes décisives de ma relation avec elle. Le rite funéraire, c'est le passage de la présence à l'absence, par étapes successives, et chacune a une fonction précise dans le processus de séparation.

L'ANNONCE DE LA MORT

Annoncer la mort de Maman, c'est l'occasion de parler d'elle avec des gens qui l'ont connue et aimée. Il faut vivre ce jour-là pour prendre conscience du besoin que l'on a de raconter, dans le moindre détail, comment la mort s'est produite. C'est curieusement le même besoin que ressent la jeune accouchée qui raconte et raconte sans tarir les moindres secousses de la délivrance de son bébé. Annoncer la mort, c'est en quelque sorte sceller l'acceptation, c'est la déclaration publique d'un départ définitif. « Hier encore, ses signes vitaux étaient bons… Je croyais qu'elle passerait au moins la journée… Non, elle n'a pas souffert, elle s'est éteinte doucement, comme un petit oiseau… Ce fut une belle mort, sans douleur ! » Et l'on dit et redit ce que tout le monde, de tout temps, a dit et redit, dans les mêmes termes, parce qu'on en a besoin.

La semaine passée, j'ai rédigé le texte de l'annonce du décès pour les journaux. En écrivant ce texte, alors qu'elle était encore vivante, j'avais une vague impression de sacrilège, de profanation, de tenter le sort pour précipiter les choses. Mais je crois qu'il y avait avant tout, au cœur de ce malaise, la difficulté d'accepter concrètement, dans la réalité brute, l'évidence de cette mort. Comme si, en dépit des signes les plus patents, on espérait encore être épargné du deuil. Le pincement au cœur au moment où, ces jours-là, on ouvre *La Presse* à la page de la nécrologie et que, parmi les «F», on y trouve: «FOURNIER, Lorette», eh bien, ce pincement au cœur me paraît également nécessaire pour quitter les sphères nébuleuses de l'atmosphère irréelle qui vient, par surcroît, avec le deuil. C'était la première fois, depuis que je la connaissais, qu'on parlait de Lorette Fournier dans les journaux.

FOURNIER, Lorette (Provost).
– Lorette Fournier (Provost) a quitté ses filles Monique, Marie-Claire et Édith, ses parents et amis ainsi que ses soignants du Centre hospitalier Notre-Dame-de-la-Merci, le 16 novembre. Les personnes qui voudraient se recueillir auprès d'elle sont invitées à se rendre à l'église paroissiale de Saint-Bruno-de-Montarville le 18 novembre à partir de 13 h 30 pour rencontrer sa famille. Les funérailles auront lieu à 15 h. Ses filles seront également heureuses de rencontrer toutes les personnes qui voudraient échanger souvenirs, photos, musique, condoléances, le vendredi soir 20 novembre de 19 h à 23 h. Les personnes qui voudraient témoigner leur sympathie par un don sont priées d'adresser leur offrande au Fonds Lorette-Fournier de musicothérapie pour les soins palliatifs du Centre hospitalier Notre-Dame-de-la-Merci. Pas de fleurs s.v.p.

MARDI : L'HUMEUR DIFFUSE

Maman est morte hier! Malgré tous mes efforts pour me convaincre que tout cela est arrivé, je vis dans un nuage, dans une bulle où j'oublie tout. Je suis totalement inefficace, je me traîne dans la maison, encombrante, à la recherche de la moindre tâche qui pourrait m'occuper. Je me sens trop inadéquate pour aller travailler. Je ne suis pas encore suffisamment remise pour affronter mes collègues et mes étudiants. Curieuse, cette sensation de devoir les affronter! Comme si, quelque part, se cachait un animal blessé qui ne veut pas souffrir devant les autres. Il se terre, s'isole, s'endort! J'ai une envie presque irrésistible de passer la journée couchée. Flâner au lit, ne rien faire, ne rien dire, même pas lire… Attendre… Attendre!

Je me secoue un peu et vais me promener, ce qui m'arrive rarement. Je suis en général trop occupée pour me permettre d'errer. Errer! C'est bien ce que je fais aujourd'hui, comme une âme à la dérive. J'entre dans les boutiques, je regarde, absente, sans intérêt, je touche machinalement, je cherche fébrilement à m'accrocher à quelque chose. Je promène mon vague à l'âme de porte en porte. Je regarde mon absence dans les vitrines des magasins et je déambule, sans savoir comment, ni pourquoi, ni où je vais. J'achète sans réfléchir une robe hors de prix à ma fille. Je ne choisis même pas. Il semble que la robe ait été là exprès, grise, petit col blanc, nid-d'abeilles bourgogne. On dirait que je n'ai pas le choix. Je prends, je paye et je sors.

D'un pas à l'autre, d'une vitrine à l'autre, je songe à elle, à son corps. Où est-elle maintenant? Je n'aurais pas dû la laisser seule. Mieux aurait valu accepter l'exposition plutôt que de déambuler comme un zombie, rue Bernard, rue Laurier. Elle est peut-être abandonnée dans un réduit, dans un congélateur ou dans un salon vide. *Mais où es-tu donc?*

L'idée de la voir exposée dans un salon funéraire qui n'a rien d'elle ni de nous me répugne et me console de mon choix. Oui! Nous avons bien fait d'éviter la mascarade des sympathies et des condoléances (sans oublier les félicitations), celle des us et coutumes qui conviennent en la circonstance, robes noires ou grises, tapis à grosses fleurs ridicules, éclairage blafard et odeur d'œillets passés. J'aurais dû l'emmener à la maison. Ce devait être possible. C'était courant dans le temps. La veillée du corps remplissait une fonction précise : celle de la prise de conscience que la personne était bel et bien morte. Mais j'ai eu peur d'imposer la présence d'une morte aux enfants et à Michel. Je n'ai pas osé aller jusque-là. La nuit, aurions-nous dormi avec son spectre dans le salon ? Et puis, quelque chose de plus profond m'avait arrêtée : moi, qui n'avais pu la prendre chez moi quand elle vivait, je la prendrais maintenant qu'elle est morte ? Encore trop de confusion m'habite. N'y a-t-il pas une certaine sagesse parfois à s'abstenir ?

En séance de thérapie, j'ai peu de choses à dire. Je suis là, sans y être ! Triste, tranquille, passive. « Je ne sais pas ce qui m'arrive. Je me sens perdue, ailleurs, comme si je flottais. J'ai l'impression que rien de tout ça n'est arrivé. J'ai beau revoir les scènes, me souvenir dix fois du détail des événements, ça n'accroche pas. Je me promène comme une âme en peine, je déplace ma personne d'un espace à l'autre, comme si ce n'était pas moi qui marchais ! » Puis, tout à coup, secouée par un raz-de-marée imprévu, étouffée par les sanglots, je réussis à extraire de ce tumulte : « Je ne sais plus où elle est… Je ne sais pas si elle a peur… Elle est peut-être seule… J'ai peur qu'elle soit abandonnée… » Mon thérapeute de répondre : « Tu ne sais plus où tu es… Tu as peur… Tu es seule… Et tu te sens abandonnée. » C'est bien ça ! Nous sommes confondues, elle et moi. Est-ce bien moi, cette femme aux abois qui promène son vague à l'âme d'une heure à l'autre depuis hier ? Il y a confusion. J'ai si bien appris à porter ma mère que je la porte encore, même morte. J'épouse parfaitement ce que j'imagine de sa détresse ; je me suis glissée inconsciemment dans la peau de son fantôme. Ce partage de mon expérience et de la sienne, curieusement, m'apaise. S'il s'agit de moi, je peux me replacer, me donner le temps, me donner ou aller chercher les soins. Tant qu'il s'agit d'elle, je ne peux rien faire.

Je reviens chez moi plus calme, un peu moins diaphane. Oh ! pas tout à fait revenue, je le reconnais, mais plus vivante, plus triste aussi. Mais cela vaut mieux que le retrait. En me disant au revoir, mon confident m'a offert une bouteille de vin. Du beaujolais nouveau mis sur le marché le matin même. Il fallait faire la queue pour s'en procurer un quota de six bouteilles. Je vais décorer mon deuil d'un peu d'ivresse !

Je rentre à la maison, fière de mon trophée. Nous nous attablons, Michel et moi, comme de vieux compères, des complices de longue date à l'issue d'une opération réussie, pour trinquer comme le font les Bourguignons.

On sonne, c'est une collègue qui passe, comme ça, à l'improviste, pour me dire qu'elle pense à moi. Elle ne sait pas qu'elle me fait un immense plaisir. À trois, nous vidons la bouteille. Rires et récits. Une bonne chaleur circule entre nous. Je suis gaie, touchée par ces gestes qui me bercent ; je ne savais pas qu'on allait être sensible à mon chagrin.

MERCREDI, JOUR DES FUNÉRAILLES

Il pleut, il vente, il fait froid. J'ai plus ou moins bien dormi. Ce malaise, ce sentiment d'irréalité m'habite encore et devient de plus en plus insupportable. Je m'accroche aux préparatifs, nous devons nous retrouver au salon funéraire à une heure. J'habille ma fille : elle est adorable dans sa belle robe grise. Elle est ravie d'aller à l'église pour voir Grand-Maman dans une boîte. Elle réussit, dans ce cynisme naïf, à me faire sourire. Elle veut apporter des livres et des biscuits. D'accord pour les livres… Non ! les biscuits, vraiment… ce n'est pas la place ! Midi trente. J'ai peur d'arriver en retard, je m'énerve. Je bouscule Guillaume, qui a la tête comme les foins d'un artichaut. Il me semble que Michel se prélasse indéfiniment dans son bureau. Je piétine. En cours de route, je sens l'anxiété monter de plus belle. Voir le cercueil, retrouver ma sœur qui vient de Toronto et qui a vécu tout cela loin de nous. Je suis fébrile. Ils sont tous là. Nous sommes les derniers arrivés.

Les enfants sont beaux, bien en vie, plus ou moins conscients, mais graves. Elle est là aussi, dans sa boîte fermée jonchée de fleurs. Je m'approche et je prends le temps d'absorber cette image. Elle est encore un peu plus loin ! « Si vous voulez que j'ouvre le cercueil pour la voir, une dernière fois, c'est possible. Je l'ai maquillée un tout petit peu, au cas où vous voudriez la revoir ! » Il est gentil, ce monsieur. Il fait son possible. Mais je ne tiens pas à la voir maquillée, même un tout petit peu. Mes sœurs non plus. Quant aux enfants, ils seraient, je crois, vraiment impressionnés. Ils ne se doutent pas que leur grand-mère est méconnaissable depuis ces derniers jours.

L'ACCOMPAGNEMENT

Malgré sa proximité de Montréal, Saint-Bruno conserve encore quelques coutumes villageoises. Le salon funéraire où repose Maman est situé à une centaine de mètres de l'église. Notre petite famille (trois filles et six petits-enfants, c'est si peu !) se met donc en branle derrière les porteurs. Derrière eux, Isabelle fait office de cinquième roue du carrosse en s'agrippant fermement à la tige d'une marguerite ! Agglutinés autour du corbillard, nous n'avons pas réalisé que nous la suivions, naturellement, à pied, au milieu de la rue. Guillaume prend la tête du cortège. Grave, les poings dans les poches de son gilet, il couve sa grand-mère, le plus près possible de la voiture. Il est touchant avec cet air que je ne lui connais pas, petit bonhomme muté dans une autre dimension du monde. Quelque chose dans son attitude trahit son attachement à elle. Elle l'a beaucoup aimé, il le sent. Je surprends ma nièce Paola accrochée à mon bras. C'est nouveau. Je la découvre si grande tout à coup. Elle a treize ans, déjà ! J'ai plaisir à la prendre, à passer mon bras autour de ses épaules, comme si pour la première fois je devenais tante, à entremêler nos liens, à échanger nos sangs, tout simplement parce que nous sommes issues de la même souche.

Nous marchons lentement ; ce monsieur qui conduit la voiture a l'air de comprendre que les gens occupés peuvent attendre.

Quelqu'un vient d'arrêter le temps. Cette petite marche dans le vent et la pluie glacée de novembre me rafraîchissent, me lavent de ma fébrilité. Tout se passe doucement, à un rythme qui me permet de la laisser s'éloigner un peu plus encore. Arrivée à l'église, Isabelle s'affaire à retrouver la tige de *sa* marguerite pour porter les fleurs de Grand-Maman. Cette marguerite revêt d'autant plus d'importance qu'elle lui permet de garder l'équilibre précaire de ses deux ans pour accéder au parvis de l'église. Dernière marche, la marguerite cède et lui reste dans la main. « Mais, non ! On ne pleure pas... Il y en a d'autres, des marguerites... Tiens, une jaune, c'est encore plus beau ! » Maman est déposée au centre de l'allée. En sourdine, nous faisons jouer quelques sonates de Mozart, de Beethoven, pour retrouver l'atmosphère de la maison de notre enfance. Et les amis commencent à arriver.

L'EXPOSITION

Maman, qui aimait se recueillir à l'église, l'après-midi, quand elle était jeune, doit se sentir bien, dans cette ambiance éclairée, paisible, aérée, contemplative, sans artifice mortuaire. Nous baignons dans l'espace, dans la lumière, dans le recueillement un brin nostalgique de la *Sonate au clair de lune*. Des amis sont venus, des parents que nous n'attendions pas, que nous n'avions pas vus depuis fort longtemps. Des amis d'enfance, des collègues. Autant de gestes d'amour, de chaleur échangée, de soutien pour notre deuil. Je n'avais pas compris, avant ce jour, la puissance réelle de ces témoignages d'amitié. Je sais maintenant, pour l'avoir vécu, que les gestes que l'on peut faire, lorsqu'un ami perd une personne qu'il aime, ne sont pas pure formalité, convenance ou devoir. Les enfants, discrètement, expérimentent cette église réservée à leur famille pour ces deux heures. Ils circulent, heureux de trouver un espace qui leur convient ; ils se prêtent avec une disponibilité, une docilité peu commune, à la moindre commission, au plus petit service à rendre. C'est ainsi qu'à trois heures moins le quart il faut courir chez l'épicier acheter... un sac de biscuits !

LE SERVICE RELIGIEUX

Trois heures! C'est le silence. Les premiers accords de l'orgue, la célébration de la séparation. Une cérémonie d'une grande simplicité, sans homélie. Un poème musical laisse à chacun le loisir de réfléchir sur sa vie, sa mort, sa vie à elle, sa mort à elle. Le petit ensemble vocal de l'église Notre-Dame nous enveloppe d'une musique incomparable, celle que Papa a chantée lui aussi dans les églises, cinquante années de sa vie durant, celle qui a baigné nos dimanches et nos vêpres d'antan, celle qui nous parlait de nos parents. Il y a dans cette église, ce mercredi après-midi, l'esprit des Fournier, que nous retrouvons avec un chaud plaisir nostalgique. Cela est bon! Ma fille suit les faits et gestes du curé avec curiosité, regarde ses livres distraitement et croque en silence un biscuit au beurre d'arachide. Elle est particulièrement vexée par les initiatives du célébrant qui asperge la boîte de sa grand-maman avec de l'eau bénite, de sorte que, sitôt celui-ci revenu à sa place derrière l'autel, les sourcils froncés, elle s'empresse d'essuyer minutieusement le cercueil avec le coin de sa belle robe neuve. Elle, au moins, n'a pas perdu le contact avec la réalité.

Le moment est venu maintenant de la quitter pour de bon. Il faut la prendre et l'emmener en terre.

L'INCINÉRATION OU LA MISE EN TERRE ?

Incinération ou mise en terre ? Maman n'avait pas pu exprimer son point de vue sur cette question. Nous avons donc dû prendre nous-mêmes une décision. En principe, j'étais plus favorable à l'incinération. S'envoler en fumée, se volatiliser, recèle quelque chose de poétique, de mystique. Et puis, c'est propre, vite fait, pas de mélo. Mais c'était peut-être pour moi, une fois de plus, fuir la réalité. Lorsque j'ai cherché à savoir comment se passait une incinération, j'ai appris plusieurs choses qui m'ont rebutée[6]. La pratique actuelle veut que le corps ne soit

---

6. Ce qui est rapporté ici était courant en 1981. Aujourd'hui, les pratiques peuvent avoir changé.

pas incinéré sur-le-champ. Cela peut prendre deux semaines avant que l'on procède. On attend d'avoir obtenu l'autorisation du coroner, et, comme l'officier du cimetière se rend chez le coroner une fois par semaine seulement, on accumule les dossiers et l'on fait d'une pierre cent coups ! « C'est que, voyez-vous, une autopsie sur des cendres, ce n'est pas facile » m'a-t-il dit. Il arrive en effet que, pour certaines raisons légales, on doive pratiquer une autopsie après une inhumation. Sur des cendres et des os broyés, évidemment que... Savoir que ma mère allait faire la queue pour attendre son tour, cela me déplaisait souverainement. Ne pas être certaine que l'on me remette bien les cendres de MA mère, deux semaines ou plus après que le processus fut terminé, cela me répugnait aussi. « Mais voyons, Madame, on ne met pas tous les corps dans le même four. Soyez sans inquiétude, il n'y a jamais eu de mélange ! » En dépit de cette « garantie », je n'étais guère rassurée. Puis ce serait une deuxième séparation à vivre, et cela me paraissait complètement absurde. Comme m'a expliqué en long et en large la personne responsable de la crémation, on ne vous prévient pas nécessairement lorsqu'on allume le four. « Ça dépend de l'estomac de chacun, m'a-t-elle dit, mais, en général, on ne tient pas à savoir quand ça se passe. On préfère être informé une fois le travail fini et l'urne inhumée. Comme ça, c'est moins impressionnant. » Quoi qu'il en soit, si l'on meurt en hiver, on attend au printemps pour être inhumé. On ne creuse plus en hiver dans cette paroisse-là ! En somme, il n'y a aucun rite autour de l'incinération. Votre mère peut brûler un jour, un matin, alors que vous épluchez calmement des pommes de terre dans votre cuisine. La besogne terminée, on vous appelle, si vous en avez manifesté le désir, pour vous dire que vous pouvez passer prendre les cendres quand vous voudrez. Rien ne presse, ce n'est pas encombrant. « C'est gros comme votre pot à farine », m'a confié l'officier. Vous avez toutefois le choix de l'urne ou vous pouvez fournir vous-même un coffre, une boîte, à votre convenance. Il est même permis de l'apporter chez vous[7]. Revivre tout cela deux semaines après la mort, demeurer en suspens jusqu'à ce que le processus soit réellement terminé, non !

Porter Maman en terre, c'est la situer, savoir qu'en un lieu bien précis son corps, ses os, sa chair reposent en communion avec la terre dont nous tirons notre énergie. C'est aussi la rendre à sa mère, à son père, à ses frères, ensevelis à côté d'elle. C'est l'enterrer dans le silence du sol, un silence complice de nos échos, des résonances du monde auquel elle a appartenu. À la veille de l'enterrer, j'ai compris que j'avais besoin de suivre ce processus jusqu'au bout. Le sol dorénavant enrichi du corps de ma mère sera doublement porteur pour moi, et quelque chose dans cette idée me réconforte. Comme une dernière complicité, un appel du sol, de ma terre nourricière. Ma mère étendue dans l'humus, je pourrai entendre passer son souffle…

C'est ce qui m'habite, sur le chemin du cimetière, derrière l'église de Saint-Bruno. La pluie bat son plein, j'ai le cœur lourd et le pas lent, pour éterniser ce dernier voyage.

LE SENS DU GLAS : SORTIR DE L'IRRÉEL !

Le glas sonne. Un coup… Un autre coup… Avec les pauses suffisantes pour enfoncer en moi les dents de la réalité. Il est temps d'émerger de cette ambiance fumeuse dans laquelle je baigne depuis deux jours. Chaque tintement m'extirpe de ma fusion avec elle, me déshabille de son fantôme. Cette cloche sonne pour annoncer la mort de ma mère, celle de personne d'autre. À chaque pas, je reprends contact avec la réalité brutale. Cette réalité, c'est la douleur, la tristesse, la peine, la séparation. Il y a là toutefois un atterrissage plus apaisant que l'évitement.

Je pleure, comme jamais je ne l'ai fait, devant mes enfants, devant mes sœurs, devant mes collègues même. Une certaine pudeur tombe à mes pieds en même temps que les habits de ma

---

7. Ce fait particulier est largement explicité dans le film de Michel Moreau, *Les Traces d'un homme*. CECOM.hrdp@sssss.gouv.qc.ca

mère. C'est sa pudeur à elle, celle qui m'a fait me tenir droite, grande et raisonnable, à la mort de mon père.

Je suis la dernière à quitter le terrain de famille. J'ai du mal à accepter de la laisser là, sur son tapis vert. Malgré mille tergiversations avec le curé, nous ne pouvons assister à l'enterrement de Maman. « Ça ne se fait plus, Madame ! Maintenant, on fait tout à la pépine, c'est plus propre, vite fait, et plus économique. Puis, comme ça, vous n'êtes pas obligés de patauger dans la boue. » « Oh !, mais ça ne nous fait rien de patauger dans la boue, on a des bottes. Et si ça coûte plus cher, on peut payer la différence. » « N'y songez pas, ça se fait plus. On a l'habitude de procéder autrement. Puis, le travail avec une pépine, ce n'est pas comme du travail à la main. Il arrive que la pépine accroche d'autres tombes, puis là, le spectacle est pas très beau à voir. On ne trouve plus d'hommes pour creuser les fosses. Il n'y a plus personne qui veut faire ça ! » Michel propose : « Mais je suis prêt à le faire, moi ! » « Vous n'y pensez pas ! Non, croyez-moi, c'est moins impressionnant comme ça. Ça évite bien des émotions inutiles ! » Et nous y revoilà ! Pourvu qu'on ne sente rien passer. On est prêt à tout pour éviter de voir la mort en face, on prévient l'émotion, on la réduit au silence. Je crois que c'est encore une fois une façon d'escamoter, de fuir, d'éviter de laisser parler le cœur, même si c'est dans un sanglot. Heureusement, j'ai vu arriver la pépine. Elle ne passera pas la nuit là, toute seule, abandonnée sur le sol.

Les professionnels de la mort riront probablement de mes inquiétudes, arguant qu'on ne laisse pas ainsi un cercueil dans le champ, ou qu'on ne mélange pas les cendres ! C'est peut-être vrai, mais il faut bien comprendre que les tourments qui nous habitent à l'occasion d'un décès n'ont rien d'objectif. Je crois que le rite funéraire est là précisément pour répondre à diverses subjectivités. C'est ce qu'on évacue quand on veut exorciser la mort.

Alors, nous l'avons laissée là, aux quatre vents, à la pluie et au froid, toute seule dans son cercueil ! J'ai peur qu'elle grelotte, et cela me rappelle amèrement tous les abandons successifs qu'elle a connus pour en arriver là, tous ces abandons nécessaires et inéluctables. Avant de repartir, j'ai pris le temps de me sentir en harmonie avec elle, réconciliée avec sa mort, avec notre séparation. Tranquille, presque sereine, j'ai retrouvé mes sœurs, mon mari, mes enfants, mes neveux, cousins et amis, autour d'une bonne table. C'est la reconnaissance de la famille, sans la Mère !

JEUDI : L'HÉRITAGE

Journée calme, reposante. Une formalité chez le notaire : les dispositions testamentaires. Maman, qui s'est privée de l'essentiel toute sa vie, nous laisse à chacune une toute petite somme. Je la sens fière, au-dessus de nous, fière comme lorsque nous l'emmenions au restaurant. Déphasée par rapport au prix des repas en ces temps modernes, elle insistait pour laisser le pourboire et nous montrer ainsi qu'elle pouvait encore faire sa part. Sur un repas de soixante dollars, elle laissait glorieusement vingt-cinq cents ! Dans cette étude de notaire, elle devait être heureuse de nous léguer un « héritage », comme les gens bien, comme les riches ! C'est un tout petit, tout petit pécule. Je suis profondément touchée par cet héritage attendrissant, dernier acte d'amour d'une femme du monde et d'une bonne mère de famille. Chaque année, je m'offrirai un cadeau dont la fonction sera uniquement de me gâter un peu, une gâterie venue d'elle !

L'ALBUM DU PASSÉ

Pour préparer la célébration du lendemain, nous avions convenu de colliger nos photos de jeunesse en un album qui pourrait circuler parmi les parents et amis qui viendraient se plonger dans son souvenir. Si je redoutais ce retour dans le passé, ces ambiances de famille, les Noëls de mes dix ans, les photos endimanchées, ces images m'attiraient comme une longue méditation sur ma vie, sur la sienne, sur les événements qui nous avaient façonnées. Cet album, il fallait bien l'ouvrir sur la photo de noces. C'est là que tout a commencé pour nous : ta photo de noces ! Contenus dans ces visages, il y avait déjà toute notre vie, notre avenir et nos divisions intérieures. En regardant mes deux grands-pères, je comprends d'emblée notre histoire, celle de ton mariage et la lutte qui se livre encore à l'intérieur de chacune de nous. La détermination de ton père, le torse gonflé, le front tendu et le regard sévère, contraste de façon criante avec la douceur et la résignation de mon grand-père paternel. La tête légèrement penchée sur le côté, il essuie le monde de son regard doux et souffrant. C'est le regard bleu-gris qu'il a légué à son fils, ce regard tout indulgence. Déjà chauve à trente ans, Papa a l'air interrogateur, déjà vaincu. Dans le froufrou des tulles et de la fourrure, on ne peut pas voir si vous vous donnez la main. Ton regard, qui se veut heureux en ce grand jour de ta vie, transporte un voile de tristesse, un certain brouillard qui n'échappe à personne. Comme elle est lourde, cette photo! Tiens! ici, tu souris de fierté. C'est Pâques, j'ai trois ans, il fait beau. Toute ta famille y est : ton frère et sa femme, ta mère et tes enfants, sauf Papa, qui devait prendre la photo, je suppose. Mais voici la même photo, le même jour, même escalier, mêmes ombres sur le mur. Nous sommes entre nous. Papa, toi, vos trois filles. Tu as retrouvé ton air sévère, ton regard fermé, celui de ton père. Pourquoi donc ce regard emprunté à ton père ou à ta mère, quand Papa est là? Un peu plus loin, un jour de septembre, tu tiens mon menton entre tes mains en souriant avec ton cœur. Tu ne savais pas, ce jour-là, que j'aurais voulu que la photo s'éternise. À trois ans, déjà, il me semblait que ces moments-là étaient rares. Trente-sept ans plus tard, je ressens encore la chaleur de tes mains dans mon cou et la rondeur de tes cuisses dans mon dos! Et nous voici le dimanche de ma première communion. Tu as l'air fière de ta fille, tu es heureuse. Papa, lui, a la fierté moins percutante. Il est debout, à côté de toi, de plus en plus chauve, de plus en plus discret. Oh! les robes que tu nous cousais! Toutes ces nuits que tu passais à coudre, toi qui n'avais vraiment appris que par toi-même. L'été, tu profitais du beau temps en t'installant sur la galerie. Tu réussissais, à raison de faufilage, de reprise et de méticolosité maladive, à confectionner des toilettes qui faisaient l'envie des riches. À nous voir ainsi habillées, on n'aurait jamais pu dire que nous étions filles d'accordeur de pianos. Tu te chargeais bien, au prix de tes nuits blanches, de le faire oublier. Puis cette dernière photo, avec Papa, devant la maison de la rue Lanthier. Tu es impeccable, gantée, chapeautée, sac à main assorti. Papa se tient droit, fier, bien cravaté, mais il n'arrive pas à dissimuler ses jambes de petit garçon. Vous êtes là, comme deux figurants, dans le décor de notre enfance, et quelque chose manque à ce portrait pour qu'il soit touchant. Comme s'il y avait là un étrange silence. Les dernières photos, je les place là parce qu'elles doivent y être, mais je n'en parle pas, je ne les commente pas. Le masque de ta maladie est déjà tellement présent qu'on ne te reconnaît plus. Ton regard est ailleurs, perdu dans le labyrinthe de ton cerveau chancelant. Tu n'es déjà plus là !

Il est une heure du matin, je referme l'album. Je n'arrive plus à m'extraire de ce pèlerinage à la fois nostalgique et apaisant que je redoutais pourtant. Les différents visages de ma mère défilent devant mes yeux, vont chercher les vibrations de mon enfance ensevelie. Je reconstitue cette femme vivante qui vient de finir son terme. Cette nuit, je me laisse aller à l'idée qu'elle m'entoure pour m'endormir, qu'elle me berce avec complicité, qu'elle me reconnaît comme sa petite fille devenue femme. Délibérément, je choisis, ce soir, de tourner le dos au regard sévère, aux exigences démesurées, aux reproches pernicieux, tout en reconnaissant qu'ils ont aussi existé. Je choisis, à une heure du matin, de fermer les yeux sur cette femme rigide qui m'a parfois blessée, me laissant bercer par son autre visage que j'ai reconnu : celui qui cachait sa grande tendresse envers moi, ses mains chaudes et sa sécurité. Je m'endors, aimante et aimée, cette nuit !

VENDREDI : LA FÊTE

De bonne humeur, en ce vendredi matin, j'ai le cœur aux veilles de fêtes. On va fêter Maman ce soir. Ce sera une fête simple, sans éclat, un minimum de préparatifs. Sur la porte d'entrée, pour identifier la maison : un crêpe, une gerbe de fleurs, les mêmes qui couvraient son cercueil. C'était ainsi, dans le temps, à Saint-Bruno, lorsque l'oncle Édouard est mort. J'avais environ huit ans; il était exposé dans le salon sombre de la maison paternelle, une forte odeur de tarte aux pommes se dégageait de la cuisine, et, sur la porte, des fleurs et un long ruban violet. C'était le crêpe !

Dans l'entrée de notre maison, une table avec le visage de Maman. Sa photo de graduation, à soixante-cinq ans, quand elle fut diplômée de ses cours de culture personnelle. Une vraie photo de graduation avec un beau sourire, un collier de perles, des cheveux bien placés et les rides effacées. Pour remplacer la tarte aux pommes que je ne sais pas réussir, un peu de vin et des petits gâteaux. Et puis de la musique, en douce. La maison illuminée, les chaises pliantes à portée de main, des photos d'elle partout où il est possible d'en déposer, le cyclamen, les marguerites et les violettes, nous attendons. Isabelle s'excite, impatiente et ravie, en anticipant la visite pour Grand-Maman. Dans cette maison imprégnée de l'atmosphère des avant-fêtes, règne une ambiance heureuse. Je déambule d'une pièce à l'autre et je pense que Maman doit trouver qu'elle est belle et chaude, la maison de sa fille, toute pimpante, vivante, comme sur la rue Lanthier, aux heures d'attente, ces jours de réception, ces jours où, pour faire les honneurs de la maison, Papa débouchait, d'un geste connaisseur, une bouteille de Cinzano pour accompagner le rôti de bœuf ! Nous étions si fiers d'offrir du vin, comme les Français, aux gens bien qui venaient chez nous, fût-ce une horreur que de servir un vermouth en lieu et place de vieux bourgogne !

Nerveuse, je piétine. Un doute, une inquiétude couvent sournoisement en moi. Et s'il se trouvait que personne ne vienne se pencher sur elle ! Nous ne savons pas qui viendra. Seuls l'annonce dans les journaux et les quelques téléphones tiennent lieu d'invitation. C'est une maison ouverte, mais une maison privée, c'est si peu habituel ! Qui aura le courage, ce premier jour de tempête, de venir parler d'elle, de venir la célébrer une dernière fois ? Cette grande maison parsemée ici et là de quelques personnes échangeant à voix basse, les bouteilles de vin non entamées qui resteraient là jusqu'à Noël, les petits gâteaux qu'il faudrait donner avant qu'ils ne sèchent tout à fait tant il y en a, ce serait plus triste que le glas. Ce serait pire que tous les abandons réunis. Mes sœurs et moi badinons sur le sujet, nous donnant mille raisons climatiques et circonstancielles pour expliquer et atténuer ces absences redoutées. Aucune de nous n'ose reconnaître que ce que nous craignons le plus, c'est que les gens ne tiennent pas assez à elle, peut-être à nous, pour se déplacer.

On sonne enfin! Sur le pas de la porte, la main sur la poignée, je demeure bouche bée, figée. Maurice, Rosaire et Claudine sont venus nous parler d'elle. Maurice, Rosaire et Claudine, ce sont trois de ses infirmiers, venus, au nom des autres, nous dire qu'ils l'ont aimée. Leur présence parmi nous, c'est un peu son prolongement, sa trace vivante. C'est dans leurs bras qu'elle est morte. C'est Maurice qui, le dimanche précédent, il y a cinq jours seulement de cela, la soulevait avec sa force d'homme sans la quitter du regard, pendant qu'on ajoutait à son lit un matelas plus souple pour qu'elle soit confortable. Il l'avait prise, comme on transporterait un enfant blessé, et je voyais, entremêlés à ces bras jeunes et forts qui la portaient, des jambes émaciées, des restes de vie, un petit squelette essoufflé. J'étais restée là, figée, à contempler ce tableau étrange et touchant, ce tableau de la vie portant la mort! Il me semblait qu'en la regardant ainsi, Maurice, qui avait l'habitude, guettait la mort, comme si cette manœuvre avait pu suffire à rompre le fil ténu qui la maintenait en vie. Je suis si contente qu'ils soient là, leur présence suffirait à combler les cent absences que je pressens. Je n'ai pas le temps de revenir de ma surprise que l'on sonne encore. On arrive, de partout, à tout moment. Il y a du monde, beaucoup de monde. Cent personnes, peut-être plus! Des cousins qu'on n'avait plus vus depuis longtemps, des tantes, des amis très chers de Maman ont apporté des photos. «Elle avait seize ans sur celle-ci. Comme c'est étrange! Elle était déjà si retenue! Celle-là, c'était à Lachine, avec le curé Provost. Elle souriait, paraissait comblée. Puis celle-là à table, les dimanches au presbytère. D'autres, à Saint-Bruno, chez l'oncle Édouard. Tiens! C'était son chien… Ta mère en avait peur. » Puis des amis, des collègues de l'université, des collègues qui auraient pu ne pas être sensibles à la perte que je vivais. Tout cela est si loin de la performance universitaire ! Des groupes se forment, s'installent dans toutes les pièces de la maison, par affinités. On parle d'elle, on échange les photos, et je promène ses infirmiers d'un groupe à l'autre, je les montre comme des oiseaux rares : ils sont une partie d'elle, derniers témoins de son souffle ! Les chaises pliantes ne suffisent plus, on s'installe par terre, on étire son verre de vin, on se laisse couler dans le souvenir. Plus chaude encore est la tendresse qui nous entoure, nous, ses filles, que plusieurs, dans ce groupe, ont vues grandir. On vient de partout nous réchauffer, nous rappeler des moments heureux, ou simplement nous signifier qu'il est bon de ne pas être seuls quand les racines mères se sclérosent. C'est une bien belle fête que ce vendredi soir de novembre. Dans la maison illuminée et vivante, sur cette rue sombre et déserte à cette heure-ci, circule une chaude fraternité, une brise remplie d'elle et de ses traces. Une vieille tante s'en va, son fils et sa femme… Quand donc les reverrons-nous maintenant ? Puis les collègues, un à un… Les amis, les parents qui nous arrachent la promesse d'une visite prochaine.

Et puis…

Au revoir, Claudine, Rosaire et Maurice !

Il est minuit ! Ils doivent partir ; ils sont de garde demain matin, au 2300. Déjà, dans le lit numéro onze, une nouvelle dame qui ne sait plus jouer au bridge a pris la place de Maman !

VINGT-CINQ ANS
PLUS TARD...

Après la mort de ma mère, j'ai connu une période d'angoisse profonde. J'avais à peine quarante ans. J'étais persuadée que les premiers symptômes de la maladie d'Alzheimer se manifestaient déjà. On invoquait à l'époque l'hypothèse d'un virus à développement lent pouvant s'étaler sur une quarantaine d'années. Endeuillée, désignée par la génétique, il ne m'en fallait pas plus pour générer moi-même de quoi nourrir mon imagination. Je me résignais à mon sort, me consolant à l'idée qu'au mieux, je pouvais vivre plutôt fonctionnelle, un certain temps encore. J'ai toutefois voulu éliminer la possibilité de la dépression profonde. J'ai entrepris une deuxième psychothérapie. Trois séances ont suffi à me faire *oublier* mes symptômes. Malgré cette expérience de guérison quasi instantanée qui devrait me rassurer, je suis aujourd'hui toujours hantée par de sombres perspectives.

Autant l'avouer : il m'arrive d'éprouver une peur panique lorsque j'anticipe d'être à mon tour atteinte de cette maladie. Héritière directe d'une mère qui n'y a pas échappé, je suis à risque. Mon mari s'attarde lui aussi, depuis neuf ans, dans le dédale d'une dégénérescence neurologique irréversible[8]. Cela n'a rien à voir avec mon hérédité, je le sais. Mais l'accompagner dans son déclin stimule chez moi une peur qui a été, qui demeure. J'ai la hantise de connaître, dans les années qui viennent, le parcours de ceux qui s'engouffrent dans une fin de vie des plus redoutées. Là où le monde n'est plus celui des autres, où la parole ne comporte plus de mots, où le regard se voile et vaque çà et là sans visée. Là où

---

8. Édith Fournier, *J'ai commencé mon éternité*, Éditions de l'Homme, 2007.

la démence, comme on l'appelle encore aujourd'hui, emporte dans le chaos de la dissolution de soi ces êtres de beauté et d'intelligence qui paraissaient à l'abri de toute attaque à leur intégrité morale et physique.

Quand on atteint le cap de la soixantaine, les signes avant-coureurs ne manquent pas. Ce prénom que j'ai cherché tout l'après-midi et qui m'échappe. Lasse de me triturer, j'abandonne ; j'essaie de me persuader que le plus sage est d'attendre qu'à la dérobée, au moment où je pense ici, je trouve là. Tiens ! Hier, comme tant de fois depuis quelque temps : mes clés que j'oublie dans le trou de la serrure. Je ne faisais pas cela il y a dix ans. Au moment même où je relate ces étourderies, j'ai un doute : ai-je bien pris mes médicaments ce matin ? Je ne sais plus. Je sens le besoin de vérifier. Heureusement, mon pilulier, comme mon agenda, mon carnet d'adresses, ou la minuterie de ma cuisinière me servent de vigie. La case du mardi est vide. C'est bon. Ce n'est pas pour maintenant. Et puis, toutes ces fois où, raide comme un piquet, je me retrouve à mon insu dans une pièce : « Mais qu'est-ce que je suis donc venue faire ici ? » J'essaie de retracer le trajet, je recule de proche en proche dans le temps, en vain : cette marche arrière ne me renseigne pas davantage sur mes intentions. Je retourne là d'où je viens et : « Bien sûr, je cherchais les ciseaux ! » que je m'exclame soulagée ! Ah, cette manie ! Cette manie que j'ai de parler toute seule ! « Tu disais ? » me demande-t-on. « Moi ? Rien ! Je parle toute seule ! » « Ah, tu parles toute seule... » Bel aveu que je traite en feignant d'en rire. Je n'en ai pas moins flairé le doute chez ce témoin gênant.

« M'enfin ! que j'entends, moi aussi je suis comme ça. C'est normal *à nos âges*. » À nos âges... c'est ma grand-mère qui parle. Dit-on cela à vingt ans, « à nos âges » ? Devant le fléau de la vieillesse qui semble irréparablement faire son œuvre, je garde pour moi ces frayeurs. Que l'autre, sans doute championne de la négation, brandisse son cas pour m'encourager, ne me rassure en rien. Ceux qui sont atteints ne le savent pas, paraît-il. On cherche à me réconforter, à invalider mes terreurs. Alors, je me tais.

N'est-ce pas me condamner prématurément, éveiller les soup-
çons quant à mes capacités mentales à venir que de livrer ce
genre d'angoisse même à mes enfants ? L'humour seul autorise la
victime à faire état de ses craintes. « C'est l'Alzheimer qui commence… » Et on rit, nerveusement, niaiseusement, on rit jaune,
mais on en rit. C'est ainsi que d'acte manqué en banal oubli de
numéro de téléphone, je deviens observatrice de mon comportement. Je m'épie, je me guette, je me tends des pièges. Je creuse
mon trou, j'érode ma confiance et puis, plouf ! je tombe dedans.
À force de m'évaluer, je crée le pire.

J'aimerais bien, comme d'autres l'espèrent, contrôler ma sortie.
Devant l'hécatombe à venir, la tentation est grande de jouer les
héros et de se bercer d'illusions. « En tout cas, soyez sûrs d'une
chose, mes enfants. Le jour où je me verrai dérailler, je prendrai
les moyens pour ne pas vous imposer ça. » Ou encore : « Promets-
moi que le temps venu, tu me *placeras*. Je ne veux surtout pas que
tu vives la même chose qu'elle qui s'épuise à *garder* son mari. »
Puis l'ultime : « Je commence à me renseigner sur les moyens
d'en finir. Je la connais trop cette vie d'enfer. Aux premiers symptômes, "on tire le rideau, salut !" » Et l'on se voit grandiose, mar-
tyre ou sublime. On ne sait pas que le moment venu, s'il en était,
la frontière entre l'être et le non-être est infiniment mince. Toutes
ces résolutions, planifications et bonnes intentions ne sont
accessibles qu'à une infime minorité de ceux qui sont déjà enga-
gés dans leur éternité. Lorsqu'on a la lucidité de telles affirma-
tions, on a encore de la vie devant soi. Quand survient l'heure
dite, on a rarement la faculté de passer à l'acte.

Il m'est arrivé, à moi aussi, de planifier mon exil. De chercher
l'injection, sondant mon imagination pour trouver la formule
qui garderait la molécule efficace bien au-delà de la date de
péremption. Me doutant bien que je n'aurais ni le courage ni les
moyens d'en finir.

Alors, je dis : « Stop ! Ça suffit ! »

Voici venue l'urgence de vivre. Vivre complètement, démesu-
rément, follement. Me loger au plus près de moi. Viser le plus

vrai de moi. Ne rien laisser passer des appels de la création, de l'amour, de la nature et de la beauté. Bannir de mon présent et de mon futur les « j'aurais-donc-dû ». Et mourir de vie plutôt que de s'user de mort. Sachant que s'ils tirent parfois l'alarme de la vigilance, la peur comme la culpabilité, la haine, les pronostics et les statistiques, relèvent aussi du registre de la destruction de soi. La philosophie de l'« au-cas-où », c'est trépasser un peu, un peu plus tôt, un peu plus longtemps, avant d'y être conviée. Le refuge dans le silence et la honte aussi. Écrire aujourd'hui sur ce qui me fait frémir m'apaise. En parler ne crée pas la maladie. C'est le secret qui est morbide. Le tabou est vicieux. Cessons de taire le pire en espérant par là en atténuer l'existence.

Si je m'arrête à y penser, j'arrive à me convaincre que les épisodes cauchemardesques qui jalonnent mon histoire servent à secouer ma léthargie, exaltant du même coup le plaisir d'habiter intégralement mon corps et mon cœur. Le temps court, maintenant, c'est vrai.

Ma mère malade et mon mari toujours engagé dans l'antichambre de l'éternité vivent en moi. Serait-ce pour m'apprendre qu'en matière de prédictions et d'asservissement du sort, on ne peut que s'enfoncer dans l'impuissance et la défaite ? J'en aurais tiré ce bénéfice. Et s'il se trouvait que mes hantises soient un jour confirmées, il me faudra bien, comme je l'ai tant vu chez mon compagnon, céder au temps et m'abandonner à la régression comme retour aux sources. Fermer les yeux et pouvoir dire à qui sait l'entendre : je n'ai pas beaucoup de « j'aurais-donc-dû ». Croire que, dans l'ombre du pire, la face insoupçonnée d'une histoire avec les miens aura peut-être besoin de passer par là pour se révéler... si mon tour venait de verser comme eux dans cette autre dimension du monde.

Remerciements

« Ce qui n'est pas publié n'existe pas », me chantait sur tous les tons ma directrice de thèse du temps de mes études. De toute évidence, il convient de moduler ce dicton. Il demeure toutefois que, sans une maison d'édition et l'indispensable collaboration de son personnel, l'auteur seul aurait bien du mal à exister. Si l'éditeur avisé qu'est demeuré Jacques Laurin n'avait ravivé la flamme au bon moment, je n'aurais peut-être jamais partagé avec mes semblables les réflexions que m'a inspirées ma vie avec mon mari atteint d'Alzheimer[9]. Merci Jacques ! Dans la même foulée, cette histoire-ci, vécue avec ma mère et publiée une première fois il y a vingt-cinq ans, n'aurait pas davantage revu le jour. Erwan Leseul, mon éditeur de ces ouvrages, est devenu non seulement mon trait d'union avec la maison, mais mon complice, sensible et patient. Mille mercis ! On me comprendra de rendre un hommage collectif, mais non moins ressenti, à tous ceux et celles des Éditions de l'Homme qui se sont penchés sur mes livres. Cette équipe exceptionnelle, tant au niveau de la compétence que du respect et de l'accueil des auteurs, est incomparable. Un grand merci également à mon ami de longue date Michel Carbonneau dont l'œil affûté et la rigueur me protègent de certains excès. Il est devenu mon premier lecteur et mon sous-titreur attitré. Nos expériences

---

9. Edith Fournier, *J'ai commencé mon éternité*, Montréal, Éditions de l'Homme, 2007.

communes au chapitre de l'accompagnement de nos conjoints respectifs ont resserré nos liens d'amitié et fait de lui un interlocuteur unique. Et enfin, s'il ne peut plus en saisir la portée de façon explicite, Michel Moreau, mon compagnon de vie depuis plus de trente-cinq ans, doit bien sentir au-delà des mots, que ma gratitude est à la mesure de l'amour qui m'attache à jamais à lui. Trouvée dans ses cartons, l'œuvre graphique qui illustre la page couverture de ce livre l'associe encore à mon parcours, comme il le fut sans réserve au cours de ce voyage avec ma mère.

Pour en savoir plus et autrement...

Les personnes intéressées par le présent ouvrage découvriront avec intérêt, je crois, les réalisations suivantes :

– Marie-Louise Leblanc, femme de théâtre remarquable pour son engagement social, son grand talent et sa persévérance, a eu l'audace de mettre en scène un montage de textes tirés de mes deux livres : *La mère d'Édith* et *J'ai commencé mon éternité*. Elle a su créer une œuvre théâtrale qui jette une lumière nouvelle sur le texte original. Françoise Faucher et Louise Laparé en font une interprétation saisissante.

J'ai commencé mon éternité, spectacle littéraire, 90 min. suivi de l'animation en présence de l'auteur. Direction générale et artistique : Marie-Louise Leblanc; Productions « et **Jules** à mes côtés... » etjulesamescotes@yahoo.ca

– Notre grand ami Jean-Pierre Lefebvre a eu, quant à lui, la détermination et la fidélité de réaliser ce film magnifique qu'est *Mon ami Michel*. Il relate en une vingtaine d'épisodes l'évolution de la maladie chez son compagnon de cinéma et de cœur. Un document tendre, parsemé ici et là des œuvres graphiques de Michel et signé du regard tout en profondeur que l'on reconnaît à Jean-Pierre.

Mon ami Michel, VHS ou DVD, 98 min. Cinak, 2003 : cinak@bellnet.ca

– Jocelyne Clarke, pour sa part, s'est consacrée à filmer ma réalité, c'est-à-dire la réalité de celle qui est appelée à soutenir l'autre engagé dans un processus de dégénérescence. Son approche directe, jamais complaisante mais combien sensible sur *Édith et Michel* est arrivée à me faire croire que tout cela ne s'est pas vécu pour rien.

Édith et Michel, VHS ou DVD, 52 min. EREZI, 2004 :

info@cinefete.ca

Table des matières

Avant-propos 7

Une femme pas comme les autres 9

La mort de mon père 23

Le deuil de mon père 33

Tu verras, tu seras mieux dans une autre maison! 39

L'hôpital 61

La période de latence 71

L'agonie 79

La mort 89

Journal du deuil 95

Vingt-cinq ans plus tard… 117

Remerciements 123

Pour en savoir plus et autrement… 125

Achevé d'imprimer au Canada
sur les presses de Quebecor World, Saint-Romuald